JN085983

生体における
リン脂質の性状と機能性

機能油脂懇話会
監修

細川 雅史・菅原 達也
責任編集

建帛社
KENPAKUSHA

序　　文

　「脂質」は，生体を構成する主要な成分であるとともに，エネルギー源となる栄養素でもある。「油脂」や「脂肪」，「油」というと食品成分をイメージし，我々が日常的に食品から摂取する馴染みのある物質をイメージする。一方，生体内では生物活性を示す脂質メディエーターに変換されるなど，生命活動や健康維持に関わる多彩な機能を担っており，その研究内容は栄養学や食品化学から生化学や分子細胞生物学など幅広い分野にわたる。

　このような脂質の機能や性状，利用に関わる研究内容を議論する懇話会として機能油脂懇話会が設立され活動を続けている。1999（平成11）年夏に九州大学名誉教授の菅野道廣先生を中心に立ち上げられた共役リノール酸（CLA）懇話会が前身となり，2010（平成22）年10月に広く学際的な脂質研究全般に関わる懇話会へと発展した。学会とは異なる自由な雰囲気の中で，脂質に関わる最新の研究成果や知見を紹介し，忌憚のない意見交換を行うことを目的とする会であり，大学関係者や企業研究者などの多くの方々の参加に支えられ20年以上もの長きにわたり開催されている。

　2019（令和元）年11月9日の第10回機能油脂懇話会（東京，明治大学）では，シンポジウムとして「生体におけるリン脂質の性状と機能性」を開催した。リン脂質は，生体膜の構成成分として細胞や細胞小器官を形づくるばかりでなく，様々な生体応答において重要な役割を果たす脂質である。また，様々な食品中に含まれる食品成分でもあり，トリアシルグリセロールとは異なる健康機能が注目されている。このようなリン脂質の研究は古くから行われてきたが，近年の分離技術や精密機器分析技術の進展により，特定のリン脂質クラスの栄養生理機能やリン脂質分子種の生体機能が次々に明らかにされている。シンポジウムでは，このような研究の高まりを最新の知見を交えてご紹介いただき，リン脂質研究への関心を広げることを目的とした。演者である九州大学（現長

崎県立大学）の城内文吾先生からは「リン脂質の栄養生理機能と摂取量について」，静岡県立大学の三浦進司先生からは「骨格筋を構成するリン脂質の「質」制御機構に関する研究」，東北大学（現東京大学）の青木淳賢先生からは「リン脂質 sn-1 位脂肪酸の生物学的意義」についてご講演いただいた。幸いにも，多くの参加者がシンポジウムの講演内容に興味をもたれ，その内容についてより一層理解を深めたいという問い合わせを多数頂戴した。また，リン脂質の栄養生理機能を含めた成書がない現状をふまえて，シンポジウムの内容を書籍として出版することについてお茶の水女子大学名誉教授の近藤和雄先生からご提案をいただいた。

そのため本書では，シンポジウムの演者に加え，岩手大学の西向めぐみ先生には「プラスマローゲンの吸収と生体機能」についての話題提供をいただき，京都大学の菅原達也が「スフィンゴリン脂質の食品機能」を執筆することにより，全体を構成することができた。

最新の研究成果をわかりやすく記述したことから，これまでリン脂質を扱ったことのない研究者や学生の方々にも十分理解いただける内容であり，新たな研究展開のための情報提供になれば幸いである。

最後に，本書を出版する機会を与えて頂きました近藤和雄先生に改めて感謝を申し上げるとともに，企画から出版までご支援，ご尽力頂きました日清オイリオグループ株式会社様，株式会社建帛社様に心からお礼申し上げます。

2020年9月

責任編集者　細川　雅史

菅原　達也

目　　次

第5章　プラスマローゲンの吸収と生体機能

〔西向めぐみ〕

序　章　リン脂質研究の新展開

細　川　雅　史*

1. はじめに

　リン脂質は，生物を構成する細胞の細胞膜，核膜やミトコンドリア膜などの
オルガネラ膜など，生体膜を構成する主要な脂質である。このようなリン脂質
の発見は，1812年にVauquelinによって脳の抽出物の脂肪性物質にリンが結合
しているという報告による[1]。その後，卵黄からリン脂質が単離され，レシチ
ンと命名された。1930年代までは，リン脂質の分離は溶媒分画法が中心であ
ったようである[1]。1970年代になってHPLC（高速液体クロマトグラフィー）が
導入されリン脂質の分離が容易になり，生化学的な研究が大きく進展した。

　リン脂質は，分子内にリン原子を含む脂質の総称であり，基本骨格となるア
ルコール類に脂肪酸と極性基が結合した複合脂質に分類される。様々な脂肪酸
と種々の極性基が結合した多彩な構造をとる。そのため，生物から分離された
リン脂質は複数のリン脂質分子種の混合物といえる。すなわち生物は，多様な
リン脂質分子種からなる生体膜をもち，それらを構成するリン脂質分子は単に
細胞やオルガネラを隔てるための構造的な役割だけでなく，脂質メディエータ
ーを供給するなど様々な生物機能を担う重要な物質であることは，これまでの

＊　北海道大学大学院水産科学研究院

多くの研究によって証明されてきたところである。

　そのような研究をさらに加速させたのが，分析技術の進歩であろう。高感度で精密な分析が可能な質量検出器を備えたLC-MS法（液体クロマトグラフィー質量分析法）の普及によって，これまで分子種混合物として一括りで進められてきたリン脂質の研究が，リン脂質分子としての研究へと大きく前進した。さらに，生化学・分子生物学的な最先端の研究手法を融合させた「リピドミクス」や「リポクオリティ」という新たな研究概念が提唱され，活発に研究が進められている状況にある。

　一方，産業的にはリン脂質をある程度濃縮したレシチンの製造法が確立され，さらに高純度リン脂質の生産方法も開発されたことにより，様々な用途で利用されるようになった。リン脂質は，分子内に疎水基（脂肪酸）と親水基（リン酸-極性基）を併せもつ両親媒性が特徴であり，食品や化粧品分野において乳化剤として利用されるほか，健康食品や医薬品基材などとしての利用がみられる[2,3]。これまでの知見では，レシチンなどのようにリン脂質純度が必ずしも高くない試料を用いた評価が多いことから，リン脂質そのものが有する栄養生理機能についての解明が期待される。

　本書では，リン脂質クラスに加え，プラスマローゲン（「プラズマローゲン」との表記も広く使われているが，本書では学術用語として「プラスマローゲン」と表記する）などのサブクラスの栄養生理機能や，その機能発現にとって重要な吸収や代謝に関する最近の話題を紹介する。さらに，リン脂質分子種がもつ生理機能として，骨格筋の機能調節に関わるリン脂質分子種の役割や，それらを位置特異的にリモデリングする酵素ファミリーについて解説する。序章では，リン脂質の一般的な構造や性状，分布について解説するとともに，各章の内容について概説する。

2．リン脂質の構造と分類，分布

　リン脂質は，アルコールとしてグリセロールをもつグリセロリン脂質と，ス

フィンゴイド塩基の長鎖アミノアルコールを基本骨格としてリン酸が結合するスフィンゴリン脂質に大別される（図序-1）。また，リン原子の結合様式として，リン酸エステルが主要であるが，ホスホン酸として結合するものもみられる。

　グリセロリン脂質は，グリセロール骨格の*sn*-1位および*sn*-2位に脂肪酸がエステル結合し，*sn*-3位にリン酸−極性基が結合したジアシル型のグリセロリン脂質に加え（古細菌などには，*sn*-1にリン酸が結合したものも存在する），脂肪酸が1分子のみ結合して他方が水酸基であるリゾリン脂質（モノアシル型）がある（図序-1）。また，動物組織のグリセロリン脂質の中には，*sn*-1位に長鎖アルコールがビニルエーテル結合したアルケニルアシル型グリセロリン脂質であるプラスマローゲンや，アルキルエーテル結合したアルキルアシル型グリセロリン脂質が存在する（図序-1）。極性基の種類により，ホスファチジルコリン（PC）やホスファチジルエタノールアミン（PE），ホスファチジルセリン（PS），ホスファチジルイノシトール（PI），ホスファチジルグリセロール（PG），ホスファチジン酸（PA），カルジオリピン（CL，ジホスファチジルグリセロールまたはホスファチジルグリセロールホスホグリセリドともよばれる）が主なグリセロリン脂質クラスとして知られる。

　スフィンゴリン脂質は，スフィンゴイド塩基に脂肪酸が酸アミド結合したセラミドの末端にある第一級水酸基にリン酸−極性基が結合した構造をとる。代表的なものとしてリン酸−コリンが結合したスフィンゴミエリン（SM）があげ

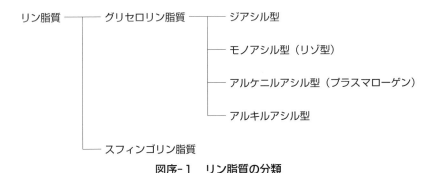

図序-1　リン脂質の分類

られる。スフィンゴイド塩基として，スフィンゴシン以外にスフィンガニン（ジヒドロキシスフィンゴシン）やトリヒドロキシ型フィトスフィンゴシンがあり，構成脂肪酸としてα-ヒドロキシ脂肪酸などが結合したものが存在する。また極性基としてはエタノールアミンやイノシトールが結合する脂質クラスもあり，多様なスフィンゴリン脂質分子が存在する。なお，各種リン脂質の構造は，各章にて図示されているので参照されたい。

　私たちが日常摂取する食品中にはリン脂質が含まれており，特に卵黄や魚卵，ミルク，大豆中の含量が比較的多い。また，食品によって含まれるリン脂質組成が異なる。一般的に肉や魚ではPCおよびPEが主要なリン脂質であり，ミルクにはSMが多い[4]。ホウレンソウなどの葉野菜では，PC，PEに加えPGがリン脂質組成で高い割合で含まれている。大豆やピーナッツなどの豆類には，ほかの食品と比較してPIの含量が多い[4,5]。また，ホヤや二枚貝では，エタノールアミン型のプラスマローゲンがリン脂質中に高い割合で含まれており，コリン型やセリン型のプラスマローゲンも存在する[5]。

　同じリン脂質クラスであっても，食品によって結合する脂肪酸の組成が異なる。例えば，卵黄由来のPCではパルミチン酸（16：0）の含有率が高く，ついでオレイン酸（18：1）であり，アラキドン酸（20：4）も含まれる。大豆由来のPCでは，リノール酸（18：2）が主要な脂肪酸で，パルミチン酸（16：0），オレイン酸（18：1）に加え，α-リノレン酸（18：3）も高い割合で含まれる。マグロから分離したPCでは，n-3多価不飽和脂肪酸（n-3 PUFA）であるドコサヘキサエン酸（DHA，22：6）の含有率が高い[4]。このように食品によって含まれるリン脂質の組成や結合する脂肪酸が大きく異なる。

　一方，生体を構成するリン脂質も各組織によって組成が異なる。ヒトの肝臓ではPCやPEが主要なリン脂質クラスで，エタノールアミンプラスマローゲンも検出される。一方，ヒトの脳ではPCについでエタノールアミンプラスマローゲンの割合が高く，PEさらにはPSやSMの割合も高い[5]。心臓では，コリンプラスマローゲンやCLの含有率が高く，ほかの組織とリン脂質組成が大きく異なる。さらに，細胞を構成する細胞膜やオルガネラにおいても特徴的な

リン脂質分布がみられる。細胞膜ではPCやPEが主要なリン脂質であり，脂質二分子膜の外膜ではPCやSMの割合が高く，内膜ではPEとPSの割合が高いことはよく知られている。そのような生体膜では，SMとコレステロールに富むラフトとよばれる脂質ドメインが形成される。また，細胞内につくられるリサイクルエンドソームの内層にはPGが濃縮しており，後期エンドソームにはリゾビスホスファチジン酸，ミトコンドリアにはCLなど特徴的なリン脂質分布がみられる[6]。脳組織全体と分離したミトコンドリアより抽出したリン脂質の主要な脂肪酸分子種を比較した報告では，PEにおける18：0/20：4，18：0/22：6の組成は組織全体と比較してミトコンドリア画分で高い。それに対しエタノールアミンプラスマローゲンでは組織全体のほうが高く，PI画分では組織全体とミトコンドリア画分での18：0/20：4，18：0/22：6組成比は同レベルである[7]。このように生体内では，リン脂質クラスおよび脂肪酸分子種が不均一な分布を示し，組織や細胞の応答および機能維持において重要な役割を担っていると考えられる。

3．グリセロリン脂質の栄養生理機能

　食品によって含まれるリン脂質の組成や結合する脂肪酸の種類が異なるため，それらの違いが栄養や健康機能に少なからず影響することが予想される。これまでに，大豆や卵黄から分離したリン脂質による肝臓や血中脂質代謝改善効果に関しては，動物実験のみならずヒト試験による知見が報告されている（第1章　表1-1，表1-2参照）。また，最近ではクリルオイルなど水産物由来のn-3 PUFAが結合したリン脂質の健康機能評価が進められている。しかしながら，食事性リン脂質に関する研究では，脂質抽出物やリン脂質濃縮物を試料として用いることが多く，それぞれでリン脂質の含有率や組成が異なるため詳細な考察や比較が難しい場合が多い。
　第1章では，リン脂質の栄養生理機能についてこれまでの知見を解説するとともに，n-3 PUFAに富むPC（n-3 PUFA-PC）を用いて，肥満やメタボリッ

クシンドローム関連因子の調節作用について紹介されている。n-3 PUFA-PC
は，卵黄PCと比較して肝臓における脂肪酸生合成の抑制や脂肪酸β酸化活性
を亢進するとともに，血清アディポネクチン濃度の上昇をもたらし，血糖値の
低下作用を示した。卵黄PCには，これまで肝臓における脂質代謝改善効果が
報告されていることをふまえると，PCに結合するn-3 PUFAにより脂質代謝
改善効果が増強されることを示唆する結果である。また，大豆より分離した
PIによる非アルコール性脂肪肝モデルマウスに対する肝臓の脂質代謝改善効
果や抗炎症作用が見出されており，研究例の少ないPIの疾病予防効果に関す
る興味深い成果が解説されている。さらに第1章では，日本人の食事由来のリ
ン脂質クラスごとの摂取量と供給源についても研究紹介がなされており，実生
活におけるリン脂質の栄養生理機能を考える上で意義深い。

4．リン脂質クオリティと機能

　グリセロリン脂質は，結合する脂肪酸の種類や結合位置によって多様な分子
種を構成する。これらを網羅的に分析する脂質メタボローム解析には，
LC-MSがきわめて有用である。例えば，特定の脂肪酸に着目し，そのプレカ
ーサーイオンをスキャンすることで，着目する脂肪酸のみが結合したリン脂質
を選択的に検出することができる。また，極性基部分が脱離したプロダクトイ
オンが生じることを利用して，リン脂質の質量数から極性基部分の質量数を差
し引いたニュートラルロススキャンを行うことにより，特定のリン脂質クラス
を検出することができる。このようなLC-MSを用いた分析の利点として，分
離が困難な微量のリン脂質分子種を精度よく分析できることがあげられる。
　第2章では，骨格筋の機能とリン脂質分子種の制御に関して，LC-MSによ
る網羅的なリン脂質解析に基づく研究成果が紹介されている。マウスを持続的
にトレーニングすることにより，ミトコンドリア生合成のマスターレギュレー
ターとして知られるPGC-1αの発現が誘導されるとともに，PC（18：0/22：6）
やPE（18：0/22：6）などのDHA（22：6）を結合した分子種が増加した。こ

のようなDHA（22：6）を含むPCやPEの分子種組成の変化は，筋PGC-1α
欠損マウスでは観察されず，逆にPGC-1αを過剰発現したマウスではトレー
ニングなしでも増加した。骨格筋における筋線維の遅筋化を伴った現象である
と推察している。さらに，近年社会的に大きな問題となっている筋萎縮とリン
脂質クオリティとの関連性を明らかにすべく，除神経や筋ジストロフィーモデ
ルmdxマウスを用いたリン脂質分子種の解析が行われ，筋萎縮の要因にかか
わらず，DHA（22：6）などのPUFAが結合したPCおよびPE分子種が減少す
ることを見出している。骨格筋機能がリン脂質クオリティの変化と深く関係す
ることを示す最新の成果が解説されている。

5．リン脂質分子種のリモデリングと調節酵素

　リン脂質分子種の細胞機能や生物学的な役割を理解するには，脂肪酸代謝酵
素の同定が必要不可欠である。これまでに，生合成されたリン脂質に結合する
脂肪酸が置き換わることについて脂質分析により推察されている。具体的に
は，ホスホリパーゼA_1（PLA_1）やPLA_2によってリン脂質の脂肪酸が位置特異
的に加水分解されリゾリン脂質が生成する。さらに，リゾリン脂質アシル基転
移酵素（lysophospholipid acyltransferase（LPLAT））によって新しい脂肪酸が導
入され再合成される。このようなリン脂質リモデリングに関わる代謝酵素は，
リン脂質の構造に対し特異性を示すことから，多くの酵素が存在し調節されて
いると考えられる。

　第3章では，リン脂質分子種のリモデリングに関わる多様なLPLATファミ
リーについて解説されている。これまでに1-アシル型リゾリン脂質のsn-2位
に脂肪酸を導入するLPLATに関しては多くの報告がなされてきたが，最近の
研究によって，2-アシル型リゾリン脂質のsn-1位に脂肪酸を導入する
LPLATが明らかにされている。その1つとして新たに同定されたLPGAT1は，
2-アシル型リゾリン脂質のsn-1位に，特にステアリン酸（18：0）を認識し
て導入する酵素である。興味深いことに，LPGAT1を抑制した細胞ではミト

コンドリアの断片化が認められ，また，LPGAT1欠損マウスでは低体重の傾向を示すとともに寿命が短いことが観察された。さらに，LPGAT1を欠損させたゼブラフィッシュでは，異常な精子が生じ，成体に至る前にすべての個体が死滅することが観察されている。このように，リン脂質リモデリングによって*sn*-1位にステアリン酸（18：0）が導入され，生命の誕生や維持に関わる重要な役割を担っているのである。一方，このようなリン脂質リモデリングに関わる研究を展開する上で，2-アシル型リゾリン脂質標品の調製法や1-アシル型および2-アシル型リゾリン脂質の高感度LC-MS検出系の構築など，基盤となる研究手法の開発についても解説されており，非常に読み応えのある内容である。

6．スフィンゴリン脂質の食品機能

　スフィンゴリン脂質は，グリセロリン脂質と大きく異なる化学構造をもつが，代表的なSMのコンフォメーションと電荷分布はPCとよく似ており，いずれも脂質二分子膜の外膜に分布する。

　一方，SMはコレステロールとともに動的なラフトとよばれるマイクロドメインを形成し，特定のタンパク質の機能制御や情報伝達，細胞接着，細菌の感染などにおける重要な役割を担っていると考えられている。また，SMは生体内において神経細胞のミエリン鞘に多く存在することが知られている。食品中のSMは，牛乳や卵，畜肉および魚介類に幅広く含まれているが，野菜や果物などの植物系の食品には含まれていない。

　第4章では，スフィンゴ脂質の代謝経路の解説に加え，スフィンゴリン脂質の消化・吸収について現在までに明らかにされている機構の解説がなされている。主な消化酵素は，SMをセラミドとリン酸-コリンに分解するスフィンゴミエリナーゼと，セラミドをスフィンゴイド塩基と脂肪酸に分解するセラミダーゼである。グリセロリン脂質の消化に関わるPLA_2のように消化液中に分泌される酵素とは異なり，小腸上皮細胞で発現しているのが特徴である。SMの

消化・吸収率はグリセロリン脂質と比較してかなり低いものの，その一部はスフィンゴイド塩基まで分解されずに，セラミドの構造を維持して吸収されることが推察されている。

　また，スフィンゴリン脂質の食品機能として，SMの経口摂取によって皮膚バリア機能の向上作用が解説されている。同様の効果がスフィンゴ糖脂質でもみられ，内因性のスフィンゴ脂質の合成促進が作用機構として推定されている。そのほか，大腸がん抑制作用や血中脂質低下作用，非アルコール性脂肪肝に対する予防効果，プレバイオティクスとしての有用性など多様な機能性が紹介されている。

7．プラスマローゲンの吸収と機能性

　プラスマローゲンには，ホスホコリンやホスホエタノールアミンをもつコリンプラスマローゲンおよびエタノールアミンプラスマローゲンに加え，セリンプラスマローゲンも存在する。生体内では脳や心臓に多く存在し，食品では鶏肉やマボヤ（ホヤ）などの水産物中に含まれ，抽出物がサプリメント等として産業的に利用されている。

　プラスマローゲンはリン脂質サブクラスとして分類され，極性などの性状がジアシル型リン脂質と類似するため分離が容易ではない。また，ヨウ素がビニルエーテル結合にヨウ素が結合する性質を利用したヨード法による定量は，検出感度が低いことが課題である。

　第5章では，プラスマローゲンを分子種ごとに定量できるLC-MS/MS法について解説されている。さらに，その分析手法を用いてこれまで不明な点が多かったプラスマローゲンの吸収について動物実験による検証がなされ，食餌性のプラスマローゲンにより血中濃度が上昇するとともに，コリンプラスマローゲンがエタノールアミンプラスマローゲンに比べ吸収性が高いことが示されている。また，プラスマローゲンとともにn-3 PUFAのエイコサペンタエン酸（EPA，20：5）やDHA（22：6）を含む魚油を併用投与することにより，小腸

においてn-3 PUFAが結合したプラスマローゲン分子種に再エステル化することが見出されている。

　一方，血中のプラスマローゲンレベルの変動と様々な疾病との関係が明らかになっている。動脈硬化症や腎臓病におけるバイオマーカーとしての有用性が紹介されている。また，オキアミから分離したEPA（20：5）やDHA（22：6）を結合したアルキルアシル型リン脂質を混餌投与することにより，アトピー性皮膚炎モデルマウスにおける症状の改善がみられ，その吸収・代謝についてアルキルアシル型リン脂質およびプラスマローゲンの体内移行をふまえた解説がなされている。

8. おわりに

　本書では，リン脂質の性状や機能性について脂質クラスや分子種機能に着目した研究成果を中心に解説する。冒頭でも記したように，リン脂質には多彩な分子種が存在し，生物内で特徴的な分布を示し，多様な役割を担っていると考えられる。また，私たちはそれらのいくつかを食品として摂取したり，リン脂質抽出物を利用することで疾病予防や健康機能維持を期待している。本書では，栄養生理機能や生体機能に関わるリン脂質研究の魅力と展望を伝えるべく，異なるアプローチによってリン脂質研究を展開されている先生方に執筆をお願いし，最新の成果を紹介した。読者の皆様の今後の研究の一助となれば幸甚である。

文　献

1）野島庄七：新生化学実験講座4　脂質Ⅱ リン脂質（日本生化学会編），東京化学同
　　人，1991，p1-3.
2）菰田衛：レシチン　その基礎と応用，幸書房，1991.
3）原健次：第5章　リン脂質の医薬品への応用. 生理活性脂質の生化学と応用，幸書

房，1993，p85-119.

4） Cui L., Decker E. A.: Phospholipids in foods: prooxidants or anti-oxidants?. J Sci Food Agric 2016; 96; 18-31.

5） 須貝昭彦，宇田郁子：2・4　リン脂質組成および含有量．油脂・脂質・界面活性剤データブック（日本油化学会編），丸善出版，2012，p64-68.

6） 向井康治朗，新井洋由，田口友彦：細胞内オルガネラ機能のリポクオリティ制御．実験医学 2018；36；1652-1658.

7） Kuschner C. E., Choi J., Yin T. et al.: Comparing phospholipid profiles of mitochondria and whole tissue: Higher PUFA content in mitochondria is driven by increased phosphatidylcholine unsaturation. J Chromatogr B 2018; 1093-1094, 147-157.

第1章　リン脂質の栄養生理機能と摂取量

城内　文吾*

1. はじめに

　内閣府の「令和元年版高齢社会白書」によると，わが国の平均寿命（2017年）は男女ともに過去最高を更新し（男性81.09年，女性87.26年），2065年には男性84.95年，女性91.35年となると推計されている[1]。先進国の高齢化率を比較すると，日本は2005年には最も高い水準となり，今後も高水準を維持することが見込まれている（図1-1）[1]。また，介護を受けたり，寝たきりにならずに日常生活を送れる期間を示す健康寿命（2016年）も男性72.14年，女性74.79年となっており，平均寿命とともに前回調査よりも延びている状況にある[2]。平均寿命と健康寿命の差は介護などが必要となる期間であり，この差を縮めることは医療費などを含む社会保障関係費の増加抑制を図る上で重要である。肥満および過体重は，糖尿病などの生活習慣病，高齢期の運動器（骨，関節，筋肉）疾患の原因となることが知られている[3]。世界183か国を対象に1980年から2013年にかけて肥満者および過体重者の割合を調査した研究では，世界中でそれらの割合は増加の一途をたどっており，過去33年間で減量に成功した国がないことから「肥満は世界的な健康医療の重要な課題である」と結論づけ，

＊　長崎県立大学看護栄養学部栄養健康学科

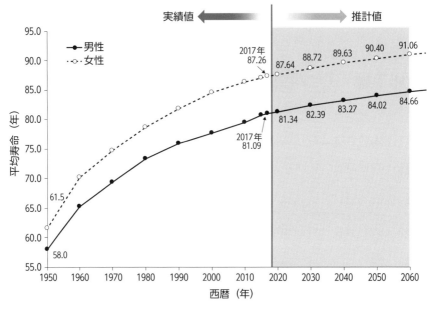

図1-1　日本人の平均寿命の推移と将来推計

令和元年版高齢社会白書を参考に作図
1950年および2017年は厚生労働省「簡易生命表」，1960〜2015年までは厚生労働省「完全生命表」，2020年以降は国立社会保障・人口問題研究所「日本の将来推計人口（平成29年推計）」のデータ

「より効果的な介入支援を行うには国際的な活動や指導力が必要」とまで指摘している[4]。WHO（World Health Organization；世界保健機関）はGlobal Action Plan 2013-2020において，2025年までに全世界の肥満の増加を食い止める目標を掲げている[5]。生活習慣病（以前成人病とよばれており，脳卒中，がん，心臓病を生活習慣という要素に着目しとらえ直した用語であり，国際的には慢性閉塞性肺疾患を加えた「非感染性疾患」という用語が代わりに使われるようになってきている）の原因ならびに発生要因としては，その3〜6割が過食・運動不足などによる肥満，特に内臓脂肪蓄積に起因している[6]。メタボリックシンドロームとは，内臓脂肪型肥満を中心病態として動脈硬化性疾患の危険因子（脂質異常症，高血糖，血圧高値）が集積した状態を指し，その予備群も含めた日本人での割合

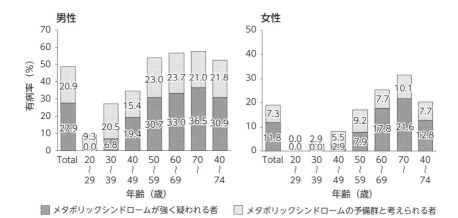

図1-2　日本におけるメタボリックシンドロームの状況

厚生労働省「平成22年（2010年）国民健康・栄養調査報告」のデータ（2012年5月に公表）より性・年齢階級別に作図

メタボリックシンドローム予備群：内臓脂肪蓄積に加えて3つの項目（脂質異常症，血圧高値，高血糖）のうち1つが該当する者

は40歳以上の男性2人に1人，女性5人に1人と概算されている（図1-2）[7]。また，非アルコール性脂肪性肝疾患（NAFLD（nonalcoholic fatty liver disease））はメタボリックシンドロームの肝臓での表現型ともよばれており[8]，日本における検診集団を解析した疫学調査（総数11,714名，うち男性5,811名，女性5,903名）によると，NAFLD患者でメタボリックシンドローム該当者の割合は男性で約85%，女性で約87%にのぼることが報告されている[9]。

　このような背景より，メタボリックシンドロームの発症予防および改善に資する食品成分の探索研究が盛んに行われている。1981〜2017年の国民健康・栄養調査結果における日本人の肥満者（BMI（body mass index）25以上）の推移（1981〜2017年）をみても，男性は増加傾向にあるようにみえるが，女性に有意な増減はなく（図1-3），同時期の栄養素摂取状況（図1-4）において脂質の摂取状況にも大きな変動は観察されないことから，脂質の過剰摂取といったことが日本人の肥満の原因ではないことが示唆される。しかしながら，脂質は炭水化物やタンパク質よりも2倍以上の高エネルギーであることから，脂質摂

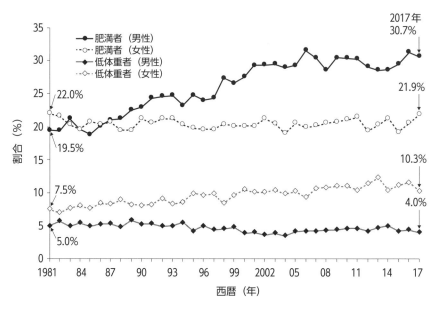

図1-3　日本人の肥満者と低体重者の状況と推移

厚生労働省「1981年～2002年国民栄養調査，2003年～2017年国民健康・栄養調査」の
データより作図
※BMI 25以上を肥満者，BMI 18未満を低体重者として算出された割合

取は疾患発症につながるといったステレオタイプ的なイメージが先行してき
た。この脂質の摂取は控えるべきとのイメージは，アメリカにおいて1950年
代に登場した脂質悪玉論（Ancel Keys医師によるSeven Countries Studyにて，ア
メリカ人に心臓病が多いのは脂質摂取量が多いためと指摘したこと）[10] に端を発して
おり，1977年のMcGovern reportを通じてアメリカ政府は公式に，健康のた
めに脂質摂取は控えるような指導をする方針[11] を固めたことによっている。
その後，たとえ脂質摂取量を制限しても心臓病や肥満の予防にはつながらない
ことから，アメリカの食事摂取基準は改訂され，脂質摂取量に関する制限は撤
廃に至っている。上述のように，これまで食事脂質は「量」に注目が集まって
きたが，食事脂質にも「質」があり（LipoQualityという造語も生まれている），健
康維持に貢献する分子群は総称して機能性脂質とよばれる[12]。本章では，メ

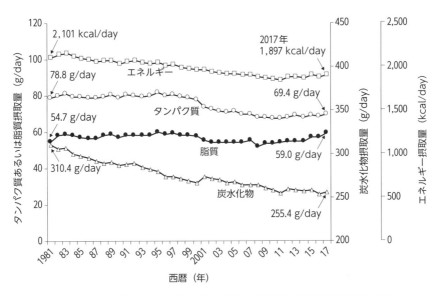

図1-4　日本人のエネルギーおよび三大栄養素の摂取量の状況と推移

厚生労働省「1981年〜2002年国民栄養調査，2003年〜2017年国民健康・栄養調査」のデータより作図

タボリックシンドロームの予防・改善への活用が期待される機能性脂質の中で，リン脂質（特に（ジアシル型）グリセロリン脂質）の栄養生理機能とその作用機序，ならびに日本人におけるリン脂質の摂取状況について概説する。

2．メタボリックシンドローム

　日本で用いられているメタボリックシンドロームの診断基準は，2005年に日本内科学会が中心となり策定された[13]ものであり，内臓脂肪型肥満（内臓脂肪面積100 cm² 以上）を重要視し，ウエスト周囲長（腹囲）が男性で85 cm，女性で90 cm以上を診断の必要条件とした。ウエスト周囲長は立位，軽呼気時，臍レベルで測定することとし，脂肪蓄積が顕著で臍が下方に偏位している場合は，肋骨下縁と前上腸骨棘の中点の高さで測定する。この内臓脂肪型肥満に加

え，高血糖（空腹時血糖値110mg/dL以上），血圧高値（収縮期血圧130mmHg以上かつ/または拡張期血圧85mmHg以上），脂質異常症（トリアシルグリセロール（TAG（triacylglycerol））濃度150mg/dL以上かつ/または高密度リポタンパク質（HDL（high density lipoprotein））コレステロール濃度40mg/dL未満）の3項目のうち2項目以上あると，メタボリックシンドロームと診断される。日本と海外の診断基準を比較すると，ウエスト周囲長以外はおおむね同様である。メタボリックシンドロームの基準に関する国際的な共同暫定声明では，ウエスト周囲長については，データが集積されるまで暫定的に集団別や国別の基準を用いることとしており，プライマリーケアの場における有用なスクリーニングツールとしてウエスト周囲長の測定を引き続き推奨するとしている[14]。また日本肥満学会は，日本人においてBMI 25以上を肥満と判定するとともに，肥満に関連して発症する健康被害を有し，医学的に減量が必要な状態を「肥満症」と定義して，その診断基準を「肥満症診療ガイドライン2016」にまとめている[15]。

　メタボリックシンドロームの発症病理の理解には，脂肪組織から分泌されるアディポサイトカイン（アディポカインともよばれる）の発見やその生理作用の解明が重要な役割を果たしてきた。すなわち，余剰エネルギーの貯蔵組織（受動的な組織）として認識されてきた脂肪組織が，アディポサイトカインを分泌して全身の代謝を調節しうること（能動的な組織であること）が明らかとなり，肥満とメタボリックシンドロームとを結びつけるエビデンスがもたらされた。肥満は脂肪細胞に慢性炎症を誘導し，その結果，炎症性アディポサイトカイン（TNF-α（tumor necrosis factor-α），MCP-1（monocyte chemoattractant protein-1）など）の血中への分泌が促され，末梢組織でのインスリン抵抗性を惹起し，ひいては2型糖尿病の発症をもたらす。一方，アディポネクチンは肥満度と逆相関する唯一のアディポサイトカインであり，糖質・脂質代謝異常を正常化する作用，肝臓や血管の保護作用などが明らかとなっている[12]。したがって，血中アディポサイトカインプロファイルの変動が，メタボリックシンドロームの発症と改善の重要な因子であり，食品・薬品成分のターゲットとなっている。

3．食事リン脂質の栄養生理機能

　リン脂質はその分子内にリン原子を含む複合脂質であり，コレステロールとともに生体膜，血中リポタンパク質の主要な構成成分である。リン脂質は，疎水性部位（アシル基やアルキル基などが結合）と親水性部位（リン酸エステル基が結合）をもつ両親媒性の化合物であり，グリセロールを骨格にもつグリセロリン脂質と，スフィンゴイド塩基を骨格にもつスフィンゴリン脂質に大きく分類される（図1-5）。グリセロリン脂質は天然に広く分布し，生体膜の形態と機能調節に関与している。グリセロリン脂質の構成脂肪酸としては，sn-2位に炭素数が16～20の不飽和脂肪酸，sn-1位に飽和脂肪酸が結合している場合が多く，その結合様式によりジアシル型，アルケニルアシル型（プラスマローゲン：Pls（plasmalogen）），アルキルアシル型に分類される。また，グリセロリン脂質には結合する脂肪酸の種類に加え，リン酸にエステル結合する塩基の種類によりバリエーションがあり（哺乳動物では，グリセロリン脂質の塩基と脂肪酸の組み合わせで1,000種類以上の分子種が存在する），グリセロリン脂質にはホスファチジルコリン（PC（phosphatidylcholine）），ホスファチジルエタノールアミン（PE（phosphatidylethanolamine）），ホスファチジルイノシトール（PI（phosphatidylinositol）），ホスファチジルセリン（PS（phosphatidylserine）），ホスファチジルグリセロール（PG（phosphatidylglycerol）），ホスファチジン酸（PA（phosphatidic acid）），カルジオリピン（CL（cardiolipin））などがある。スフィンゴリン脂質にはスフィンゴミエリン（SM（sphingomyelin））などがある（図1-5）。動植物中ではPCとPEが主要なグリセロリン脂質である。PSは脳や神経組織に多く存在し，CLは心臓に局在する。PIはほかのリン脂質と比べ存在量は少ないものの，細胞内シグナル伝達の調節に関与している。プラスマローゲン型のグリセロリン脂質は哺乳類，鳥類，細菌類に広く分布し，ヒトの体内では脳や心臓に多い。SMの構成脂肪酸は直鎖脂肪酸であり，スフィンゴイド塩基の炭素数は18のものが多い。SMは動物の脳や神経組織に多い。

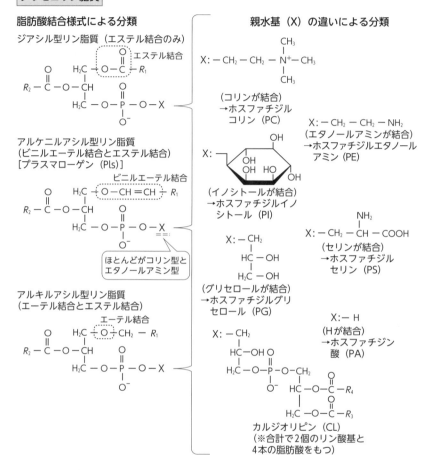

図1-5　代表的な各リン脂質クラスの化学構造

　これまでのリン脂質研究は，細胞膜リン脂質の生理学的意義を追究する内容（エイコサノイドなどの生理活性物質の産生，イノシトールリン脂質やジアシルグリセロールといった細胞内情報伝達物質としての役割など）が主流であったが，食事として摂取したリン脂質の栄養生理機能に関する知見も集積されてきている。メタボリックシンドロームの危険因子の1つである脂質異常症に対する食事（餌）リン脂質の効果について，表1-1[16-21)]では動物実験での評価を，表1-2[22-27)]についてはヒト介入試験での評価の一部をまとめた。これまでのデータの蓄積から，食事リン脂質は脂質異常症の改善作用があること，ひいては動脈硬化性疾患リスクを高めないことが読み取れる。

（1）ホスファチジルコリンの栄養生理機能

　前述したように，グリセロリン脂質は生体膜脂質の主要構成成分である。特にPC，PEは動物細胞膜脂質の主要成分であり，このほかPI，PSなども少量存在する。リン脂質の供給源として，卵（卵黄），大豆，牛乳などが知られており，これらを通じて私たちはリン脂質クラスの中でもPCを多く摂取している。PCの栄養生理機能として表1-1にあるように，肝機能の正常化を中心とした脂質代謝異常の改善が報告されており，実験動物における高脂肪・高コレステロール食摂食，オロチン酸含有食摂食による脂肪肝，脂質異常症に対して抑制的に働くことが報告されている。リン脂質はその原材料により，構成脂肪酸が異なる。魚介類に豊富に含まれるエイコサペンタエン酸（EPA，20：5）やドコサヘキサエン酸（DHA，22：6）などのn-3多価不飽和脂肪酸（n-3 PUFA）も脂質低下作用を有することが広く知られており，魚介類（オキアミ，ナマコ，イカの卵，魚卵など）をリン脂質源としたn-3 PUFAに富むPC（n-3 PUFA-PC）の調製が可能となっている。肥満モデルOLETF（Otsuka Long-Evans Tokushima Fatty）ラットへの魚卵由来のn-3 PUFA-PC摂取は，n-3 PUFAを含まない鶏卵（卵黄）由来のPC摂取と比較して，内臓脂肪蓄積の抑制，血清および肝臓脂質濃度の低下ならびに絶食時高血糖の低下作用を発揮することが報告されている[28)]（図1-6）。その作用機序としては，肝臓における

表1-1 脂質代謝に及ぼす食餌リン脂質の影響

リン脂質クラス	動物種	食餌への添加量	摂食期間
大豆PC（PC 95％） 合成PE（PE 82％） （大豆PCとエタノールアミンより酵素合成）	Wistar ラット	食餌100g当たり2g	18日間
大豆リン脂質 サフラワーリン脂質	Sprague-Dawley（SD）ラット	食餌100g当たり6g	4週間
大豆リン脂質 卵黄リン脂質 精製大豆PC 精製卵黄PC	SDラット	食餌脂肪酸の3％	3日間
大豆リン脂質 （ポリエニルPC 93％）	ウサギ（ニュージーランドホワイト種）	食餌100g当たり5g （食餌100g当たりPC 4.65g）	10週間
卵黄PC	SDラット	食餌100g当たり2g	10日間
イカ卵由来DHA高含有（30.18％）リン脂質（DHA-PL） ナマコ由来EPA高含有（66.52％）リン脂質（EPA-PL）	ApoE欠損マウス	食餌100g当たり1g	8週間

（動物実験データの一部を紹介）

食餌条件	アウトカム	文献
半精製食	［大豆油（TAG）との比較］ PE摂取により，血清コレステロール，apo A-Iおよびapo E濃度が低下し，血清apo B濃度が上昇 PCおよびPE摂取により，肝臓コレステロール濃度が低下 PC摂取により肝臓TAG濃度が低下 PCおよびPE摂取により糞便への中性ステロイド排泄亢進	16)
市販未精製食 （コレステロール0.5%， コール酸0.25%含有）	［サフラワー油・パーム油の混合油（TAG）との比較］ 大豆およびサフラワーリン脂質摂取により肝臓重量，肝臓脂質濃度および血漿コレステロール濃度が低下し，血漿LCAT活性および糞便への中性ステロイド排泄が亢進	17)
半精製食	［サフラワー油・エゴマ油・水素添加大豆油・トリパルミチンの混合油（TAG）との比較］ いずれのリン脂質摂取により肝臓TAG濃度が低下 （なかでも，大豆リン脂質摂取が最も低下） いずれのリン脂質摂取により肝臓の脂肪酸合成酵素活性が低下（なかでも，大豆および卵黄リン脂質の摂取でより低下）	18)
高脂肪/高コレステロール食 （脂肪7.7%，コレステロール0.2%含有）	［ラード・大豆油の混合油（TAG）との比較］ 大豆リン脂質摂取により，血漿および肝臓中のTAGおよびコレステロール濃度が低下し，胆汁コレステロール排泄量が増加	19)
半精製食 （オロチン酸1%含有）	［ハイオレイックサフラワー油・ハイリノールサフラワー油・パーム油の混合油（TAG）との比較］ 卵黄PC摂取により肝肥大および肝臓TAG蓄積が改善 卵黄PC摂取により肝臓の脂肪酸合成系酵素活性が低下し，脂肪酸β酸化系酵素活性が亢進	20)
半精製 高脂肪食 （脂肪24.33%含有）	［卵黄リン脂質との比較］ DHA-PLおよびEPA-PLの摂取により，動脈硬化病変形成が抑制（EPA-PL摂取で顕著に抑制） EPA-PL摂取により，血清および肝臓中のTAGおよびコレステロール濃度が低下 DHA-PLおよびEPA-PLの摂取により，肝臓*Srebf2*および*Hmgcr*のmRNA発現量が減少 EPA-PL摂取により，肝臓*Cyp7a1*および*Abcg5*のmRNA発現量が増加	21)

表1-2 血中脂質濃度に及ぼすリン脂質摂取の影響

リン脂質クラス	被験者	投与量	投与期間
大豆リン脂質	健常者12名	36g/日	3週間
	高コレステロール血症者6名	36g/日	2か月間
大豆リン脂質	高脂血症者17名	6～18g/日	1か月間
大豆リン脂質 (Lipostabil®)	IIB型高リポタンパク血症・虚血性心疾患の罹患者50名	0.5～1.8g/日	6か月間
クリルオイル (n-3 PUFA結合型リン脂質を含有)	高脂血症者60名	1～3g/日	3か月間
大豆PI	血中脂質濃度正常域16名	2.8～5.6g/日	2週間
クリルオイル (n-3 PUFA結合型リン脂質を含有：PC 44%)	健常者17名	9カプセル/日 (1カプセル当たりリン脂質210mg, n-3 PUFA 120mg含有)	4週間

脂肪酸合成（関与遺伝子群：*Acac1, Scd1, Srebpf1*）の抑制および脂肪酸β酸化（*Cpt1a, Cpt2, Ppard*）の亢進（酵素活性の変動が転写レベルでの制御であることが報告），糖代謝・脂質代謝亢進作用を有するアディポネクチンの血中濃度上昇が寄与していることが報告されている（図1-6）。卵黄や大豆由来の（n-3 PUFA-PCを含まない）PCには，アディポネクチンの血中濃度上昇作用は報告

（ヒト介入試験データの一部を紹介）

研究デザイン	アウトカム	文献
Non-randomized crossover study Case-crossover study	［コーン油（TAG）との比較］ 大豆リン脂質投与により，いずれの被験者群においても血漿HDL-コレステロール濃度が上昇	22)
1か月ごとに6，12，18g/日と投与量を変化 （各投与期間の前にウォッシュアウト期間を1か月設定）	大豆リン脂質の6，12および18g/日での1か月間投与後，血漿TAGおよび総コレステロール濃度は低下し，血漿HDLコレステロール濃度は上昇	23)
Before-after controlled study 0.5g/日で2週間投与後，1.8g/日で5.5か月間投与	Lipostabil投与後，血清総コレステロール，LDLコレステロールおよびTAG濃度が低下	24)
Before-after controlled study 1～1.5g/日投与群（30名）： BMI 30未満の23名は投与量1g/日 BMI 30以上の7名は投与量1.5g/日 2～3g/日投与群（30名）： BMI 30未満の19名は投与量2g/日 BMI 30以上の11名は投与量3g/日	クリルオイル1～3g/日の投与により，血中総コレステロールとLDLコレステロール濃度が低下し，血中HDLコレステロール濃度が上昇 クリルオイル2～3g/日の投与により，血中TAG濃度が低下	25)
Before-after controlled study 2.8g/日または5.6g/日を食事と一緒に摂取あるいは食事なしで摂取	食事との同時摂取において，PIの2.8および5.6g/日の摂取は血漿HDLコレステロール濃度を上昇させ，PI 5.6g/日の摂取は血漿TAG濃度を低下	26)
Before-after controlled study	クリルオイル含有カプセルの服用により，血漿TAG濃度が低下し，血漿HDLおよびLDLコレステロール濃度が上昇 TAG/HDLコレステロール比が低下 血漿コリン濃度は上昇し，血漿TMAO濃度には変化なし	27)

されていないことから，PCの栄養生理機能はn-3 PUFAを構成脂肪酸とすることで増強されることが示唆される。また表1-2にあるように，ヒト介入試験においても，大豆由来のリン脂質およびオキアミ由来のn-3 PUFA結合型リン脂質が豊富なクリルオイル（いずれもPCの割合が高い）により，血中脂質濃度の改善が報告されている。

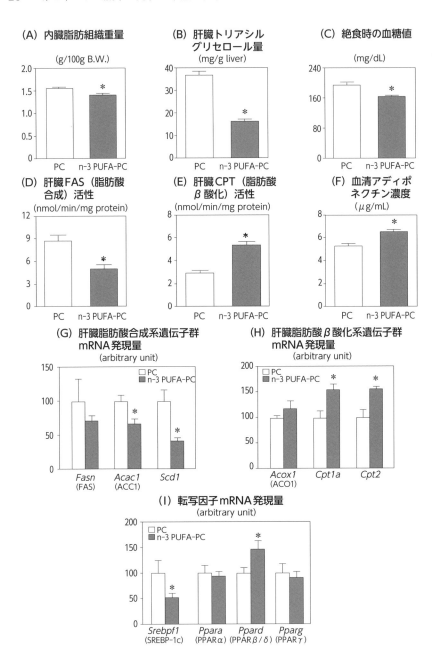

図1-6　n-3 PUFA-PC摂取による抗メタボリックシンドローム作用

*は$p < 0.05$で有意差ありを示す。

（文献28より一部改変）

（2）ホスファチジルエタノールアミンの栄養生理機能

　PE（セファリンあるいはケファリンともよばれていたが，セファリン中にはPEだけでなく，PSも含まれることが判明したことから，このよび方はあまり使用されなくなったと思われる）はPCに続く主要なリン脂質クラスであり，動物細胞膜において内側（細胞質側）に多いことが広く知られている。生体におけるPEは，ほかのグリセロリン脂質合成の前駆体となっており，特に肝臓ではPC合成の約3割がPEの極性頭部のアミノ基がメチル化されPCを生成する経路（PEメチル化経路）によっている。また，PEは構成脂肪酸の特徴としてアラキドン酸（20：4）含量が高い傾向があり，内因性カンナビノイドの1つであるアナンダミド（*N*-アラキドニルエタノールアミン）の合成前駆体にもなっている。グリセロリン脂質の中ではPCに次いで多いPEであるが，その栄養生理機能に関する報告は少ない。実験動物（Wistarラット）を用いた報告[16]によると，PE摂取は血中コレステロール濃度低下作用を有し，その作用機序として糞便中への中性ステロイド排泄量の増加が示されている。また，PEの構成塩基であるエタノールアミンのラットへの給餌によっても血中コレステロール濃度低下作用が発現することが報告されている[16]。

（3）ホスファチジルイノシトールの栄養生理機能

　塩基部分に*myo*-イノシトールをもつPIは，負電荷をもつことから細胞膜の内側に局在して存在するグリセロリン脂質である。ほかのグリセロリン脂質と比較して極性頭部が大きく，様々なパターンでリン酸化を受けることから，細胞外シグナルを伝達するセカンドメッセンジャーとしての働きが知られている。これまでに，PIのイノシトール環の3位，4位，5位の水酸基のリン酸化パターンにより7クラス（PI3P，PI4P，PI5P，$PI(3,4)P_2$，$PI(3,5)P_2$，$PI(4,5)P_2$およびPI $(3,4,5)P_3$）が存在することが報告されている。PIは食品中に微量に存在するリン脂質クラスであるため，その栄養生理機能に関する情報は少ない。PIを比較的多く含む食品としては大豆があげられ，この大豆由来のリン脂質混合物とPIに対して加水分解活性の低いホスホリパーゼを作用させるこ

とで，未反応のPIを抽出・濃縮することが可能となっている。肥満・糖尿病モデルZucker（*fa/fa*）ラット（肥満・糖尿病に加え，重篤なNAFLDも発症するモデル動物）を用いた報告[29]によると，脂肪酸組成がほぼ同等な大豆油（TAG）含有食と比較して，PI食摂取は肝臓重量の低下（肝肥大の抑制）が認められ，この低下は肝臓脂質濃度の低下によることが示されている（図1-7）。これらの変動は肝障害マーカー（AST，ALT）活性の上昇抑制にも反映されており，PI摂取はNAFLD発症抑制をもたらすことが報告されている（図1-7）。これらの作用機序としては，肝臓における脂肪酸β酸化の亢進，アディポネクチンの血中濃度上昇および肝臓における炎症性因子（TNF-α，MCP-1）の発現抑制が寄与していることが示されている（図1-7）。また同モデル動物での評価において，PI摂取は血清および肝臓のコレステロール濃度低下作用を発揮し，その低下には糞中胆汁酸排泄の増加が寄与することも報告されている[30]。またヒト介入試験において，大豆PIの摂取（2.8〜5.6g/日）により血中HDLコレステロール濃度の上昇が報告されている[26]。上述のように，微量リン脂質クラスであるPIの栄養生理機能が明らかとなりつつあり，PIを含むグリセロリン脂質クラス間の栄養生理機能の比較研究の展開が期待される。

（4）ホスファチジルセリンの栄養生理機能

　PSは塩基部分にアミノ酸（L-セリン）を含有するグリセロリン脂質であり，PIと同様に負電荷をもつことから細胞膜の内側に局在して存在する。生体では，脳，赤血球，神経において存在割合が高いという特徴があることから，PSの栄養生理機能に関する研究は脳をターゲットとする報告が多く，PS摂取による脳機能改善作用が報告されている[31]。以前は，PSの原料として牛脳が用いられてきたが，BSE問題を受け牛脳由来PSは生産が中止となり，現在では，大豆由来リン脂質とL-セリンを基質としたホスホリパーゼDによる塩基置換反応でのPS生産が主流である。メタボリックシンドロームに関するPSの栄養生理機能としては，実験動物（SAMP8マウス：老化モデルマウス）を用いた報告がある[32]。この報告では，イカの卵由来のDHAに富むPCにホスホリパ

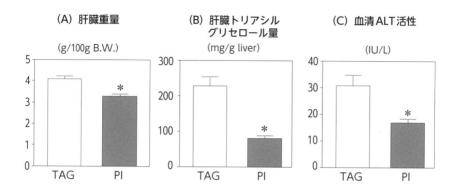

(A) 肝臓重量
(g/100g B.W.)

(B) 肝臓トリアシル
グリセロール量
(mg/g liver)

(C) 血清ALT活性
(IU/L)

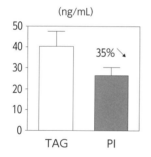

(D) 血清インスリン濃度
(ng/mL)

35%↘

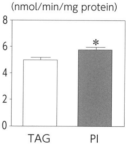

(E) 肝臓CPT（脂肪酸
β酸化）活性
(nmol/min/mg protein)

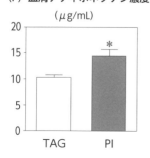

(F) 血清アディポネクチン濃度
(μg/mL)

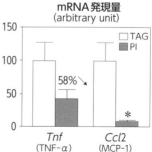

(G) 肝臓炎症性サイトカイン
mRNA発現量
(arbitrary unit)

□TAG
■PI

58%↘

Tnf
(TNF-α)

*Ccl*2
(MCP-1)

図1-7　PI摂取による非アルコール性脂肪性肝疾患の発症抑制作用

*は$p < 0.05$で有意差ありを示す。

（文献29より一部改変）

ーゼDを作用させ得たPS（DHA-PS）を実験に用いている。高脂肪食摂取と比較して，DHA-PS含有食の摂取により血中および肝臓脂質濃度の低下が示され，その作用機序として肝臓における脂肪酸合成遺伝子群（*Fasn, Scd1, G6pd, Srebf1*）の発現量低下，肝臓における脂肪酸β酸化系タンパク質発現量（CPT-2，ACOX1）の上昇が報告されている。これらのアウトカムはDHA（22：6）などのn-3 PUFA摂取でも認められるものであり，n-3 PUFAを含まないPSの摂取でも認められるのか（現時点では，生理機能における構成脂肪酸以外の寄与度が不明であるため），今後の評価を待ちたい。

　近年，タンパク質，脂質，miRNAなどを内包したエクソソーム（細胞から分泌される直径100nm程度の膜小胞）による細胞間の情報伝達に注目が集まっている。このエクソソームを構成する膜リン脂質組成がPSに富むという点は非常に興味深く，リン脂質摂取によるメタボリックシンドローム等の病態発症抑制におけるエクソソームの関与について，今後の研究展開が期待される。

4．日本人の食事リン脂質クラスの摂取量 およびそれらの供給源

　私たちが摂取する脂質は主にトリアシルグリセロール（TAG）であり，リン脂質の摂取は1日当たり2〜4g程度，総脂質当たりで10%程度と見積もられている[33-35]。これらの先行研究には，主要リン脂質クラスであるPCやPEの摂取量は記載されているが，微量リン脂質クラスについては不明であった。最近，日本企業の社員食堂および寮の30日分の食事を対象とした各リン脂質クラスの定量，重回帰分析によるそれらの供給源予測をまとめた報告がなされている[36]。この報告では，30日分の食事（朝食，2種類の昼食，夕食の合計120食）を対象に各食事に含まれる総脂質を抽出し，総脂質中の各リン脂質クラスを一次元二段階展開TLC法にて分画し，それぞれの無機リンを定量することで各リン脂質クラス含量を得ている。同報告は，研究に用いた食事サンプルに含まれる三大栄養素，ビタミン類およびミネラル類の含量と国民健康・栄養調査の

摂取量データとの類似度をコサイン類似度にて評価し，その一致率から得られた各リン脂質クラス含量を私たちが通常摂取している量としてみなしている。現在，日本人のリン脂質クラス摂取量は表1–3[33-37]（先行研究との報告と合わせて記載）のような状況にあると考えられる。

　また同報告[36]では，重回帰分析（ステップワイズ法：回帰モデルの説明変数を取捨選択する手法であり，不必要な説明変数を推定することで生じるばらつきを抑え，モデルの予測精度向上に有効である）による各リン脂質クラスの供給源推定も行われており，総リン脂質，PCおよびPEについては自由度調整済み決定係数（R^2）が比較的高い重回帰式が得られている（表1–4）。この解析から，PCの供給には卵類，肉類，魚介類，乳類，豆類，果実類，きのこ類，穀類および油脂類，PEの供給には卵類，豆類およびきのこ類がそれぞれ寄与していることが予測された（表1–4）。現在の日本食品標準成分表（2015年版）には各リン脂質クラスの記載はなく，国民健康・栄養調査からは各リン脂質クラスの摂取量および供給源情報を把握することはできない。リン脂質の栄養生理機能を私たちが享受する上で，摂取状況ならびに供給源となっている食品群の把握が重要であることから，上記のような知見が積み上げられていくことが期待される。

5．トリメチルアミン-*N*-オキシド産生をめぐる問題

　ビタミン様物質であるコリンは抗脂肪肝因子としてこれまで認識されてきたが，近年，摂取したコリンの一部は腸内細菌によりトリメチルアミン（TMA）へと変換され，門脈を介して肝臓へと輸送された後にフラビン含有モノオキシゲナーゼ（FMO）の作用により，トリメチルアミン-*N*-オキシド（TMAO）へと酸化されること，このTMAOが動脈硬化性疾患のリスクファクターとなることが報告され，関心を集めている[37]。コリン供給の主な形態がPCであることから，PCの摂取自体が有害であるかのような過激な論調が散見される一方，PCとして摂取したコリンはTMAへ変換されにくい（PCの大部分が小腸で吸収されるため）という報告[38]，PCに富む卵を摂取した場合に血中コリン濃度は摂

表1-3　各リン脂質クラスの摂取量に関する研究

分析に供した食事サンプル数	食事サンプルに関する情報	総リン脂質 平均値	総リン脂質 範囲(最小-最大)	PC 平均値	PC 範囲(最小-最大)	PE 平均値	PE 範囲(最小-最大)	PI+PS 平均値	PI+PS 範囲(最小-最大)	LPC 平均値	LPC 範囲(最小-最大)	SM 平均値	SM 範囲(最小-最大)	文献
8	6日間の食事をプール	1.54	1.16-1.95	0.937	0.695-1.29	0.292	0.212-0.409	n.d.	n.d.	0.0630	0.0246-0.113	---	---	33)
57	19日分の食事（朝食・昼食・夕食）	n.r.	1.6-4.4	n.r.	0.3-1.9	n.r.	0.2-0.7	n.d.	n.d.	n.d.	n.d.	n.d.	n.d.	34)
72	12名の被験者から2か月ごとに食事を回収	3.1	n.r.	1.7	n.r.	n.d.	n.d.	n.d.	n.d.	n.d.	n.d.	n.d.	n.d.	35)
6	高カロリーの食事2日分（朝食・昼食・夕食）	n.d.	n.d.	n.d.	n.d.	n.d.	n.d.	n.d.	n.d.	n.d.	n.d.	0.1507	0.081-0.2203	37)
6	低カロリーの食事2日分（朝食・昼食・夕食）	n.d.	n.d.	n.d.	n.d.	n.d.	n.d.	n.d.	n.d.	n.d.	n.d.	0.0347	0.0145-0.0548	37)
120	30日分の食事（朝食・2種類の昼食・夕食）	4.44	2.99-6.22	2.17	1.23-3.30	0.632	0.358-1.03	0.123	0.0601-0.365	0.313	0.239-0.453	0.127	0.0675-0.312	36)

各リン脂質クラスの摂取量（g/日）

LPC + SM（文献33ではLPCとSMの合計で記載）

n.d.、未測定：n.r.、記載なし

（文献36より一部改変）

5. トリメチルアミン-N-オキシド産生をめぐる問題　　33

表1-4　ステップワイズ法による重回帰分析を用いた各リン脂質クラスの
食物源予測（n=120食）

目的変数 (各リン脂質含量)	説明変数 (食品群重量)	標準偏回帰係数β	p value	VIF*	ダービン・ワトソン比†	残差の正規性	自由度調整済決定係数 (R²)
総リン脂質	卵類	0.772	<0.001	2.058	1.602	正規分布	0.757 (p<0.001)
	肉類	0.342	<0.001	1.043			
	魚介類	0.281	<0.001	1.875			
	乳類	0.252	<0.001	2.129			
	豆類	0.171	0.001	1.349			
	果実類	0.165	0.021	2.069			
	きのこ類	0.125	0.008	1.404			
	穀類	0.115	0.021	2.423			
	油脂類	-0.170	0.002	1.184			
PC	卵類	0.782	<0.001	2.058	1.546	正規分布	0.788 (p<0.001)
	肉類	0.306	<0.001	1.043			
	乳類	0.232	<0.001	1.875			
	魚介類	0.209	0.001	1.404			
	豆類	0.169	0.001	2.069			
	果実類	0.166	0.013	1.349			
	きのこ類	0.120	0.006	2.129			
	穀類	0.097	0.037	2.423			
	油脂類	-0.185	<0.001	1.184			
PE	卵類	0.784	<0.001	1.008	1.711	正規分布	0.625 (p<0.001)
	豆類	0.172	0.003	1.009			
	きのこ類	0.124	0.029	1.001			

*分散インフレ係数（Variance inflation factor（VIF））は多重共線性を評価するものであり，その値が10を超える変数は多重共線性が疑われるため，その変数は除く必要が出てくる。多重共線性の考慮において，VIF値は5未満が推奨される。

†ダービン・ワトソン比は残差のランダムさを評価するものであり，2に近い値（1.5－2.5の範囲であれば，残差に異常はない）をとることが望ましい。　　　　　　（文献36より一部改変）

取量依存的に上昇するが，血中TMAO濃度には変動が認められないという報告[39,40]もあることから，TMAO産生をめぐるPC摂取の問題は複雑である。特定の腸内細菌がTMA産生に関わっており，その産生は宿主の腸内細菌叢に依存し，摂取したコリンに対してどれくらいの割合がTMAへ変換されるのか定量的な情報は十分でない。また，2型糖尿病患者では血中TMAO濃度が高いことが報告されており，腎臓からのTMAO排泄機能の低下による可能性が指摘されている[41]。以上に鑑みると，TMAO産生をめぐっては，宿主の腸内

細菌叢や代謝状態などの寄与を明確にすることに加え，遊離型コリンとPCを含むコリン含有化合物間での定量的な比較も，今後，必要であると考えられる。

6. おわりに

　以上に紹介したリン脂質の栄養生理機能に関する研究は，その多くが実験動物を用いた基礎研究であり，ヒトを対象とした研究報告はまだ少ないが，メタボリックシンドロームの予防・改善におけるリン脂質の活用の可能性を感じさせるものである。今後，各リン脂質クラスと機能性脂肪酸（EPA（20：5），DHA（22：6），共役脂肪酸，水酸化脂肪酸，オキソ脂肪酸等）の組み合わせ（TAGだけでなく広義の構造脂質として）に関する基礎研究，臨床研究などヒトを対象とした場合における効果の確認など，さらなる研究の進展が期待される。また，動脈硬化性疾患に対するPC摂取の効果は病態の発症と抑制の両義的な状態にあり，コリン代謝によるTMAO産生増加は遊離型コリン同様に，PC摂取によってももたらされるのか否か，動脈硬化性疾患に対するリスクがあるのか否かをきちんと精査する必要があろう。

文　献

1 ）内閣府：令和元年版高齢社会白書. https://www8.cao.go.jp/kourei/whitepaper/w-2019/zenbun/01pdf_index.html（2020年 6 月 1 日閲覧）.
2 ）内閣府：平成30年版高齢社会白書. https://www8.cao.go.jp/kourei/whitepaper/w-2018/zenbun/30pdf_index.html（2020年 6 月 1 日閲覧）.
3 ）日本老年医学会：高齢者肥満症診療ガイドライン2018. 日老医誌 2018；55；464-538.
4 ）Ng M., Fleming T., Robinson M. et al.: Global, regional, and national prevalence of overweight and obesity in children and adults during 1980-2013: a systematic analysis for the Global Burden of Disease Study 2013. Lancet 2014; 384; 766-781.

5 ）World Health Organization: Global action plan for the prevention and control of noncommunicable diseases 2013-2020. https://apps.who.int/iris/bitstream/hand le/10665/94384/9789241506236_eng.pdf;jsessionid=412982892EF629A4062EE1700B 9788A8?sequence=1（2020年 6 月 1 日閲覧）.

6 ）永尾晃治：メタボリックシンドロームにおける機能性脂質の活用．生物試料分析 2012；35；113-118.

7 ）厚生労働省：平成22年国民健康・栄養調査報告．https://www.mhlw.go.jp/bunya/ kenkou/eiyou/dl/h22-houkoku-01.pdf（2020年 6 月 1 日閲覧）

8 ）Marchesini G., Marzocchi R., Agostini F. et al.: Nonalcoholic fatty liver disease and the metabolic syndrome. Curr Opin Lipidol 2005; 16; 421-427.

9 ）Hamaguchi M., Takeda N., Kojima T. et al.: Identification of individuals with non-alcoholic fatty liver disease by the diagnostic criteria for the metabolic syndrome. World J Gastroenterol 2012; 18; 1508-1516.

10）Seven Countries Study: https://www.sevencountriesstudy.com/（2020年 6 月 1 日 閲覧）

11）United States. Congress. Senate. Select Committee on Nutrition and Human Needs: Dietary goals for the United States. Washington, U.S. Govt. Print. Off. 1977.

12）Nagao K., Yanagita T.: Bioactive lipids in metabolic syndrome. Prog Lipid Res 2008; 47; 127-146.

13）メタボリックシンドローム診断基準検討委員会：メタボリックシンドロームの定義 と診断基準．日本内科学会雑誌 2005；94；188-203.

14）Alberti KGMM., Eckel R. H., Grundy S. M. et al.: Harmonizing the Metabolic Syndrome: A Joint Interim Statement of the International Diabetes Federation Task Force on Epidemiology and Prevention; National Heart, Lung, and Blood Institute; American Heart Association; World Heart Federation; International Atherosclerosis Society; And International Association for the Study of Obesity. Circulation 2009; 120; 1640-1645.

15）日本肥満学会：肥満症診療ガイドライン2016．ライフサイエンス出版，2016.

16）Imaizumi K., Mawatari K., Murata M. et al.: The contrasting effect of dietary phosphatidylethanolamine and phosphatidylcholine on serum lipoproteins and liver lipids in rats. J Nutr 1983; 113; 2403-2411.

17) Iwata T., Hoshi S., Takehisa F. et al.: The effect of dietary safflower phospholipid and soybean phospholipid on plasma and liver lipids in rats fed a hypercholesterolemic diet. J Nutr Sci Vitaminol 1992; 38; 471-479.

18) Ide T., Murata M.: Depressions by dietary phospholipids of soybean and egg yolk origins of hepatic triacylglycerol and fatty acid synthesis in fasted-refed rats. Ann Nutr Metab 1994; 38; 340-348.

19) Polichetti E., Janisson A., de la Porte P. L.: Dietary polyenylphosphatidylcholine decreases cholesterolemia in hypercholesterolemic rabbits: role of the hepato-biliary axis. Life Sci 2000; 67; 2563-2576.

20) Buang Y., Wang Y. M., Cha J. Y. et al.: Dietary phosphatidylcholine alleviates fatty liver induced by orotic acid. Nutrition 2005; 21; 867-873.

21) Ding L., Zhang L., Wen M. et al.: Eicosapentaenoic acid-enriched phospholipids improve atherosclerosis by mediating cholesterol metabolism. J Funct Foods 2017; 32; 90-97.

22) Childs M. T., Bowlin J. A., Ogilvie J. T. et al.: The contrasting effects of a dietary soya lecithin product and corn oil on lipoprotein lipids in normolipidemic and familial hypercholesterolemic subjects. Atherosclerosis 1981; 38; 217-228.

23) Brook J. G., Linn S., Aviram M.: Dietary soya lecithin decreases plasma triglyceride levels and inhibits collagen- and ADP-induced platelet aggregation. Biochem Med Metab Biol 1986; 35; 31-39.

24) Klimov A. N., Konstantinov V. O., Lipovetsky B. M. et al.: "Essential" phospholipids versus nicotinic acid in the treatment of patients with type IIb hyperlipoproteinemia and ischemic heart disease. Cardiovasc Drugs Ther 1995; 9; 779-784.

25) Bunea R., El Farrah K., Deutsch L.: Evaluation of the effects of Neptune Krill Oil on the clinical course of hyperlipidemia. Altern Med Rev 2004; 9; 420-428.

26) Burgess J. W., Neville T. A., Rouillard P. et al.: Phosphatidylinositol increases HDL-C levels in humans. J Lipid Res 2005; 46; 350-355.

27) Berge R. K., Ramsvik M. S., Bohov P. et al.: Krill oil reduces plasma triacylglycerol level and improves related lipoprotein particle concentration, fatty

acid composition and redox status in healthy young adults – A pilot study. Lipids Health Dis 2015; 14; 163.

28) Shirouchi B., Nagao K., Inoue N. et al.: Effect of dietary omega 3 phosphatidyl-choline on obesity-related disorders in obese Otsuka Long-Evans Tokushima Fatty rats. J Agric Food Chem 2007; 55; 7170–7176.

29) Shirouchi B., Nagao K., Inoue N. et al.: Dietary phosphatidylinositol prevents the development of nonalcoholic fatty liver disease in Zucker (*fa/fa*) rats. J Agric Food Chem 2008; 56; 2375–2379.

30) Shirouchi B., Nagao K., Furuya K. et al.: Effect of dietary phosphatidylinositol on cholesterol metabolism in Zucker (*fa/fa*) rats. J Oleo Sci 2009; 58; 111–115.

31) McDaniel M. A., Maier S. F., Einstein G. O.: "Brain-specific" nutrients: a memory Cure? Nutrition 2003; 19; 957–975.

32) Ding L., Zhang T., Che H. et al.: DHA-enriched phosphatidylcholine and DHA-enriched phosphatidylserine improve age-related lipid metabolic disorder through different metabolism in the senescence-accelerated mouse. Eur J Lipid Sci Technol 2018; 120; 1700490.

33) Åkesson B.: Content of phospholipids in human diets studied by the duplicate-portion technique. Br J Nutr 1982; 47; 223-229.

34) 今泉勝己，村田昌一，大江政子，菅野道廣：大学食堂定食のリン脂質含量．日本栄養・食糧学会誌 1984；37；185-187.

35) Ishinaga M., Sugiyama S., Mochizuki T. et al.: Daily intakes of fatty acids, sterols, and phospholipids by Japanese women and serum cholesterol. J Nutr Sci Vitaminol 1994; 40; 557-567.

36) Shirouchi B., Yamanaka R., Tanaka S. et al.: Quantities of phospholipid molecular classes in Japanese meals and prediction of their sources by multiple regression analysis. J Nutr Sci Vitaminol 2018; 64; 215-221.

37) Yunoki K., Ogawa T., Ono J. et al.: Analysis of sphingolipid classes and their contents in meals. Biosci Biotechnol Biochem 2008; 72; 222-225.

38) Wang Z., Klipfell E., Bennett B. J. et al.: Gut flora metabolism of phosphatidylcholine promotes cardiovascular disease. Nature 2011; 472; 57-63.

39) Fernstrom M. H.: Lecithin, choline, and cholinergic transmission. In: Current

Topics in Nutrition and Disease, Nutritional Pharmacology (Spiller GA, eds), Alan Liss, New York 1981; 4; 5-29.

40) Blesso C. N.: Egg phospholipids and cardiovascular health. Nutrients 2015; 7; 2731-2747.

41) Tang WH., Wang Z., Shrestha K.: Intestinal microbiota-dependent phosphatidyl-choline metabolites, diastolic dysfunction, and adverse clinical outcomes in chronic systolic heart failure. J Card Fail 2015; 21; 91-96.

第2章　骨格筋のリン脂質クオリティ制御と筋機能への関与

三浦　進司*, 妹尾　奈波*, 市田　日和*, 馬込　千帆*

1. はじめに

　骨格筋は，成人では体重の約40%を占める大きな臓器である。姿勢を保持し身体を動かす役割だけでなく，栄養素の代謝，エネルギーの貯蔵や産生などの役割も担う。近年では，骨格筋は内分泌器官としての役割を有し，全身の機能調節を行うことも明らかにされてきており，ヒトの健康に関わる事柄全般に関係している。骨格筋は可塑性が高く，環境に応じて性質や機能が多様に変化する。例えば，適切な運動トレーニングを行えば，筋量の増大や筋持久力の向上につながる。一方で，飢餓（栄養不足）や寝たきり（運動不足），加齢は，骨格筋の萎縮や機能低下を引き起こす要因である。

　グリセロリン脂質（本章においてリン脂質とする）は生体膜の構成成分である。極性基の種類によってホスファチジルコリン（PC），ホスファチジルエタノールアミン（PE），ホスファチジルセリン（PS），ホスファチジルイノシトール（PI），ホスファチジルグリセロール（PG），カルジオリピン（CL）などに分類される。各リン脂質に結合する脂肪酸の種類も豊富であり，これらの組み合わせによって生体内には数多くのリン脂質分子が存在する。リン脂質の質（リン

＊　静岡県立大学食品栄養科学部栄養化学研究室

脂質クオリティ）の多様性は，生体膜の流動性や細胞内膜輸送，受容体やチャネルといった膜タンパク質の機能に影響を及ぼし，生体機能の恒常性に深く関わっている。

　リン脂質クオリティは臓器によって異なることが知られており，骨格筋のリン脂質にも特徴がみられる。環境変化に応じた骨格筋の性質・機能の変化に伴いリン脂質クオリティも変化することが示されているほか，リン脂質の代謝異常を原因とする遺伝性の筋疾患もいくつか知られている。リン脂質が骨格筋において何かしら重要な役割を果たすことが予想される。最近，骨格筋のリン脂質クオリティを維持・調節する分子メカニズムが少しずつ明らかになってきた。より詳細なメカニズム，リン脂質と骨格筋機能との関係が解明されれば，骨格筋研究に新たなパラダイムを開くかもしれない。本章では，骨格筋のリン脂質クオリティの特徴，制御メカニズムを中心に，最近の発見を交えて概説する。

2．リン脂質クオリティの制御とその生理的意義

　リン脂質は，結合する脂肪酸の違いにより，非常に大きな構造多様性を有している。この，リン脂質クオリティ多様性の形成には，リン脂質の2つの生合成経路（ケネディー経路（kennedy pathway）とランズ回路（Lands cycle））が関与する（図2-1）。ケネディー経路では，解糖系から得られるグリセロール3-リン酸（G3P）に，G3Pアシルトランスフェラーゼ（GPAT）がアシル基を結合させることによりリゾホスファチジン酸（LPA）が生成する。LPAに，LPAアシル基転移酵素（LPAAT）によってアシル基をもう1つ結合させることにより，ホスファチジン酸（PA）が生成する。PAはジアシルグリセロール（DAG）またはシチジン2-リン酸ジアシルグリセロール（CDP-DAG）へと変換される。DAGからはPC，PE，トリアシルグリセロール（TAG）が，CDP-DAGからはPI，PGが合成される[1]。またCLは，CLシンターゼ（CLS）であるCrls1によりPGとCDP-DAGが縮合することで生成する。

　ランズ回路では，ケネディー経路でつくられたリン脂質の*sn*-2位の脂肪酸

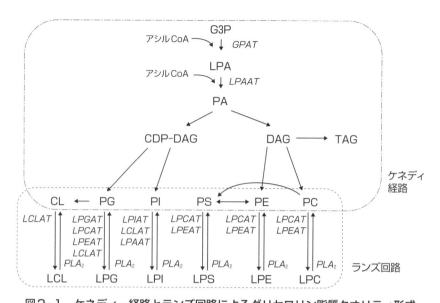

図2-1　ケネディー経路とランズ回路によるグリセロリン脂質クオリティ形成

(Shindou, H.：新規リゾリン脂質アシル転移酵素群の発見と解析. 生化学2010：82（12）：1091-1102)

を，ホスホリパーゼA_2（PLA_2）の作用により切断し，別の脂肪酸をリゾリン
脂質アシル基転移酵素（LPLAT）の作用により再結合させることで，リン脂質
に結合している脂肪酸を入れ替えている[2]。ランズ回路によってリン脂質に組
み込まれる脂肪酸の種類は，LPLATが有する基質特異性の違いに起因すると
考えられている。例えば，リゾPCアシル基転移酵素（LPCAT）3は，飽和脂
肪酸-CoAよりもアラキドノイル（20：4）-CoAやリノレオイル（18：2）-CoA
といった多価不飽和脂肪酸（PUFA）を有するアシルCoAに高い活性を示し，
LPCAT4とリゾPEアシル基転移酵素（LPEAT）1はオレオイル（18：1）
-CoAにのみ活性を示す[3]。このようにアシル基転移酵素のアシルCoA選択性
が，リン脂質クオリティの多様性を生み出している。

　これらLPAATやLPLATといったアシル基転移酵素により形成されるリン
脂質クオリティの多様性が，膜構造形成や膜の柔軟性，膜タンパク質の移動や
安定性などに寄与し，細胞機能の調節，ひいては生体機能維持に影響を及ぼし

ていると考えられており，その破綻が様々な疾患のリスクとなることが明らか
になり始めている。例えば，LPAAT3は，PUFAを有するアシルCoAを基質
とし，精巣や網膜などに高く発現する。LPAAT3の欠損は，精巣や網膜のド
コサヘキサエン酸（DHA, 22：6）含有リン脂質を減少させるとともに，精子の
形成異常による雄性不妊や視細胞外節のディスクの異常による網膜変性の表現
型を示す[4]。LPCAT1は肺に高発現しており，肺サーファクタントにおけるジ
パルミトイルPC（DPPC）の生成に重要であり，表面張力の低下に貢献するこ
とによって正常な肺機能の維持に関与していることが報告されている[5]。
LPCAT3は全身のあらゆる組織においてアラキドン酸（20：4）を含有するリ
ン脂質の生成に関与し，小腸上皮細胞におけるカイロミクロン形成や肝臓にお
ける超低密度リポタンパク質（VLDL（very low density lipoprotein））の形成・
分泌に関与する[6]。

　CLのクオリティには組織特異性があることが知られている。哺乳類のCLに
結合している主要な脂肪酸は炭素数が18の脂肪酸，特にリノール酸（18：2）
であり，心臓では，CLのほとんどをテトラリノレオイルCL（CL（18：2）$_4$）が
占めている[7]。しかし，脳では多様なCL分子種が見つかっている[8]。この組
織特異性の形成に，細胞に存在するほかのリン脂質のクオリティが関与してい
る可能性が示されている[9]。この報告では，CLへの脂肪酸の取り込みは，CL
生合成関連酵素により促進されるが，その発現に組織特異性は確認されないこ
と，骨格筋を含むいくつかの組織ではCLとPC，脳組織ではエーテル結合PE
とCLで結合する脂肪酸鎖の類似性がみられること，CLおよびPCでは，結合
している脂肪酸のうち，オレイン酸（18：1）とリノール酸（18：2）の間に強
い負の相関があり，互いにバランスをとっていることを見出している。さら
に，リノール酸（18：2）が多く存在しているときには，CLへのほかの脂肪酸
の取り込みが抑制されるが，オレイン酸（18：1）が多く存在しているときに
は，リノール酸（18：2）の取り込みが抑制され，ほかの脂肪酸の取り込みを
促進していることを明らかにしている。これらの結果より，各組織における
CL以外のリン脂質に結合するリノール酸（18：2）とオレイン酸（18：1）のバ

ランスが，組織特異的なCL組成の形成に重要であることも示唆されている。
また，マウスの脳腫瘍組織のミトコンドリアでは，CLの組成，含有量に異常
が起こっていることが確認されている[10]。

3．骨格筋のリン脂質クオリティ

　骨格筋のリン脂質クオリティの特徴について以下に述べる。極性基による分
類に着目すると，哺乳動物細胞において主要なリン脂質であるPCとPEは，
骨格筋にも豊富に含まれている。ヒト骨格筋において，リン脂質全体に対して
PCは48.0％，PEは26.4％を占めている。PS，PI，PA，PGの割合はそれぞれ，
3.3％，8.8％，1.2％，1.0％である。スフィンゴリン脂質であるスフィンゴミ
エリン（SM）は4.0％含まれる。マウス，ラット，ウシの骨格筋もほぼ同様の
組成をとる[11]。4〜6週間の大腿四頭筋に対する等張性収縮トレーニングによ
り骨格筋中のPC量は増加する[12]。筋小胞体膜のPC/PE比は，筋小胞体のCa^{2+}
ポンプ機能の調節を介してインスリン感受性や収縮機能に影響することが明ら
かにされている[13]。

　リン脂質に含まれる脂肪酸の種類に関しては，ヒト骨格筋のPCには，パル
ミチン酸（16：0）とオレイン酸（18：1）を含むPC（16：0/18：1），パルミチン
酸（16：0）とリノール酸（18：2）を含むPC（16：0/18：2）が多い。マウス骨
格筋では，アラキドン酸（20：4）やDHA（22：6）を含む分子（PC（16：
0/20：4），PC（16：0/22：6））も多く存在する[14]。運動トレーニングを積んだア
スリートの骨格筋では，一般の人に比べて，リン脂質全体に占めるパルミチン
酸（16：0）の割合が低く，ステアリン酸（18：0）とDHA（22：6）の割合が高
い[15]。デュシェンヌ型筋ジストロフィー（DMD）のモデルmdxマウスの骨格
筋では，リン脂質中のオレイン酸（18：1），リノール酸（18：2）の割合が増
加する一方で，DHA（22：6）は減少する[16]。質量分析イメージングを用いた
ラット骨格筋の解析では，運動トレーニングによってPC（16：0/18：2），PC
（18：0/22：6），SM（d18：1/16：0）が増加し，高脂肪食摂取によってPC（18：

0/20：4）とSM（d18：1/24：1）が増加することが示されている[17]。このような先行研究から，骨格筋の性質や機能とリン脂質クオリティには何らかの関係があることが示唆されている。しかし，骨格筋のリン脂質クオリティがどのような分子メカニズムで制御されているのか，どのような生理的役割を果たすのかについては，ほとんど明らかにされていない。

4．リン脂質代謝酵素の機能喪失を原因とする筋疾患

リン脂質代謝酵素の変異による遺伝性筋疾患がいくつか知られている。詳細な解析が今後必要ではあるが，リン脂質クオリティの変化が筋機能低下につながる可能性が示されている。

（1）PC代謝

PC生合成酵素の１つコリンキナーゼβ（CHKB）の機能喪失は，ミトコンドリア構造異常を伴う先天性筋ジストロフィーの原因である[18,19]。この疾患では，生後早期より筋力低下と筋萎縮がみられ，強い精神遅滞も観察される。

CHKBはCDP-コリンをリン酸化する酵素である。患者の骨格筋では，コリンキナーゼ活性およびPC量が低下することが確認されている。CHKBの自然欠損マウスrmdマウスの骨格筋でもPC量は低下する[20]。個々のPC分子に着目した解析では，rmdマウスの筋においてPC（16：0/22：6）が顕著に減少し[20]，これがPC全体量の減少に大きく寄与しているようである。一方で，変化量は小さいもののPC（18：0/18：2）は増加している[20]。つまり，CHKBの機能喪失は，PC全体量の低下をまねくだけではなく，何らかの理由でPCに結合する脂肪酸のバランスの乱れも引き起こすと考えられる。この疾患の病態には，マイトファジーによるミトコンドリアの排除が関与すると考えられている。PC合成の異常がマイトファジーや病態発症につながるメカニズムについては，さらなる研究が必要である。

（2）ＣＬ代謝

　CLは脂肪酸が4つ結合した独特の構造をしたリン脂質で，ミトコンドリアの内膜に局在する。クリステなどの内膜構造の形成や呼吸鎖関連タンパク質などの機能調節に関わるミトコンドリア機能維持に欠かせないリン脂質である。骨格筋では，CL中の脂肪酸割合で最も高いものはリノール酸（18：2）であり，ラットの骨格筋全体およびミトコンドリア画分のCL中に占めるリノール酸（18：2）の割合は，それぞれ45.9％，42.4％である[21]。

　Barth症候群は，CLのリモデリング酵素であるtafazzinの変異を原因とするX染色体疾患である[22]。Barth症候群の骨格筋ではリノール酸（18：2）を含むCL分子が減少し[23]，ミトコンドリアの内膜構造の異常やミトコンドリア機能の低下が認められる[24]。それに伴い，筋障害，筋量・筋力低下，運動発達の遅れ，骨格筋での酸素利用低下，運動不耐などがみられる[25]。

　ミトコンドリア生合成のマスターレギュレーターであるperoxisome proliferator-activated receptor（PPAR）gamma coactivator-1α（PGC-1α）およびβを心臓特異的に欠損させたマウスでは，心臓中のリノール酸（18：2）を含むCL量が減少し，心筋細胞のミトコンドリアでは，Barth症候群と同様のミトコンドリア内膜構造の異常がみられる[26]。

　さらに，リノール酸（18：2）欠乏餌で飼育したラットの心臓では，CL（18：2）$_4$が50％にまで減少し，ミトコンドリアの酸素消費量やシトクロムc活性が低下する[27]。また，糖尿病性心筋症ではTAGの蓄積が生じるが，これに先行してリノール酸（18：2）を含むCLが減少し，DHA（22：6）を含むCLが蓄積することが確認されている[28]。したがって，CL量の減少や，CLクオリティの変化がミトコンドリアの機能障害につながり，糖尿病性心筋症の引き金になっていると考えられている。

　Sengers症候群は，ミトコンドリアに局在するアシルグリセロールキナーゼ（AGK）の変異を原因とする常染色体劣性疾患である[29,30]。先天性白内障，肥大型心筋症，筋障害，運動不耐，乳酸アシドーシスなどが症状であり，ミトコンドリア機能が低下する。AGKはモノアシルグリセロールまたはジアシルグ

リセロールをリン酸化し，LPAやPAを生成する。AGK活性が喪失すると，CL生合成の前駆体であるPAの生成が障害されると考えられているが，詳細はまだ明らかにされていない。

5. 筋線維タイプとリン脂質クオリティ

　骨格筋を構成する筋線維は，収縮速度や代謝特性の違いなどから遅筋（Type I）線維と速筋（Type II）線維に大別される。速筋線維はさらに，Type IIa線維とType IIb線維に分類される。Type IIa線維は遅筋にきわめて近い性質をもつ。見た目の色は筋線維タイプによって異なり，これはミオグロビン（酸素輸送タンパク質）含有量を反映している。一般的に遅筋線維は赤く，速筋線維は白い。遅筋は，ミトコンドリアや毛細血管を多く含み，脂質優位のエネルギー産生を行う。そのため筋持久力が高い。一方で速筋は，エネルギーを主に解糖系によって産生する。収縮速度が速く瞬発力に優れている。長趾伸筋（EDL，約80％が速筋線維）とヒラメ筋（50〜60％が遅筋線維）では，リン脂質全体に占める各脂肪酸の割合が異なる[31]ことから，リン脂質クオリティが遅筋と速筋の性質・機能の違いに影響している可能性がある。

　骨格筋内にはタイプの異なる筋線維がモザイク状に分布している。骨格筋の横断切片を作成し，ミオシンATPase染色や，各筋線維タイプに特異的なMHCアイソフォームのモノクローナル抗体による免疫蛍光染色を行うと，それぞれの筋線維タイプを染め分けることができる。筆者らは最近，免疫蛍光染色による筋線維タイプの染め分けと連続切片を用いた質量分析イメージング法を組み合わせ，各筋線維タイプを特徴づける分子を見出した[32]。遅筋であるType I線維に特徴的な分子としては，PC（18：0/20：0）が同定された。遅筋に近い性質をもつType IIa線維には，PC（18：0/22：6）が特異的に検出された。Type IIb線維には，含まれる脂肪酸の種類は未決定だが，いくつかのDAG分子が特異的に検出された。さらに，ラットにおいて，パルミチン酸（16：0）が結合したリン脂質は長趾伸筋に多く，ステアリン酸（18：0）が結合

したリン脂質はヒラメ筋に多く存在することや[31]，ヒト骨格筋では，Type I
線維の存在量とパルミチン酸（16：0）が結合したリン脂質量との間に負の相
関が，18：0/16：0との間に正の相関があることも報告されている[33]。このよ
うに，筋肉の線維タイプとリン脂質クオリティには何らかの関係があり，リン
脂質クオリティの違いが線維タイプに特有な機能の発揮に必要なのかもしれな
い。

6．転写共役因子PGC-1αによる 骨格筋リン脂質クオリティの調節

　マラソンのような持久的な運動トレーニングは，速筋から遅筋への筋線維タ
イプ移行（遅筋化），ミトコンドリア生合成，毛細血管新生などを促進させ，
筋持久力を向上させる。筆者らは，PGC-1αを骨格筋特異的に過剰発現させた
マウス（筋PGC-1α過剰発現マウス）を独自に作成し，このマウスにおいて遅筋
化やミトコンドリア生合成が促進されていることを確認した（図2-2）[34]。さ
らに，このマウスが持久的運動トレーニング効果を模する表現型を示すことを
見出した[34]。筆者らの研究を含めた多くの知見から，運動トレーニングによ
り骨格筋にもたらされる多様な変化の多くにPGC-1αが貢献することが判明
している。

　筆者らは，持久的な運動トレーニングによる骨格筋リン脂質クオリティの変
化にPGC-1αが関与するか否かを検証した（図2-3）[35]。まず，筋PGC-1α過剰
発現マウスの骨格筋（長趾伸筋とヒラメ筋）を用いて，LC-MSによる網羅的な
脂質解析を行った。リン脂質画分に検出された分子をもとに主成分分析を行っ
たところ，長趾伸筋（速筋）の組成がPGC-1α過剰発現により大きく変化して
おり，図2-3（B）に示すPC 11分子とPE 4分子が筋PGC-1α過剰発現マウス
の長趾伸筋を特徴づけることが明らかとなった。これらは不飽和脂肪酸を含
む分子であることが特徴的であった。中でも，DHA（22：6）を含むPC（18：
0/22：6）とPE（18：0/22：6）は，PGC-1α過剰発現により著しく増加してい

（A）筋線維タイプの変化

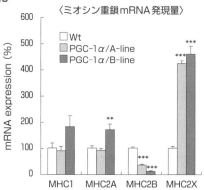

筋PGC-1α過剰発現マウス（PGC-1α/A-lineおよび PGC-1α/B-line）では，速筋線維に多く存在するMHC2B の発現量が著しく低下し，その代わりにMHC2X遺伝子 発現量が増加した。Wtは対照とした野生型マウス。

（B）ミトコンドリア量

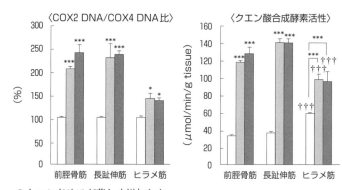

ミトコンドリアが著しく増加した。
＊$p < 0.05$，＊＊$p < 0.01$，＊＊＊$p < 0.001$ vs. Wt；
††† $p < 0.001$ vs. 腓腹筋

図2-2 筋PGC-1α過剰発現マウスの表現型（A）（B）

（文献34より改変）

(C) 筋PGC-1α過剰発現マウスの走行

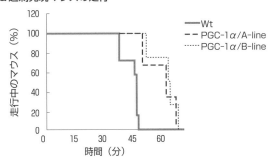

野生型（Wt）よりも長時間走行することが可能であり（$p < 0.01$, log-rank test），持久的な運動トレーニング効果を模する表現型を示した。

図2-2　筋PGC-1α過剰発現マウスの表現型（C）

（文献34より改変）

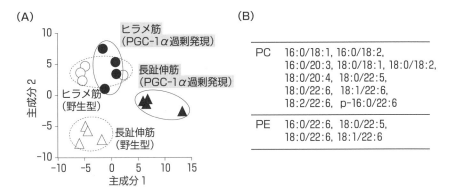

図2-3　PGC-1αによる骨格筋リン脂質クオリティの調節

（A）リン脂質画分の主成分分析の結果。筋PGC-1α過剰発現マウスの長趾伸筋（速筋）のリン脂質クオリティは，野生型とは大きく異なっていた。

（B）筋PGC-1α過剰発現マウスの長趾伸筋を特徴づけるリン脂質分子。

（文献35より改変）

(A)

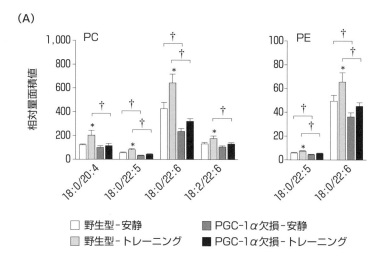

□ 野生型−安静　　　　　 PGC-1α欠損−安静
□ 野生型−トレーニング　 ■ PGC-1α欠損−トレーニング

(B)

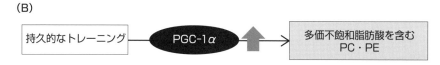

図2-4　PGC-1αを介した運動トレーニングによる骨格筋リン脂質クオリティの調節

（A）回転かご付きケージにて5週間飼育すると，筋PGC-1α過剰発現マウスの長趾伸筋を特徴づけるリン脂質分子が増加したが，これら分子の増加は筋PGC-1α欠損マウスでは認められなかった。
（B）仮説：持久的な運動トレーニングにより多価不飽和脂肪酸を含むPCとPEがPGC-1α依存的に増加する。グラフの縦軸は内部標準物質と骨格筋重量で補正した相対面積値。
$^*p < 0.05$（安静 vs. トレーニング）；$^\dagger p < 0.05$（野生型 vs. PGC-1α欠損）

（文献35より改変）

た。質量分析イメージングを用いた解析によって，これら2分子は骨格筋の組織切片上でも増加していることが示された。

　次に，PGC-1α過剰発現によるリン脂質組成の変化と同様の変化が，実際の運動トレーニング（5週間の回転かご付きケージ飼育による運動負荷）によっても誘導されるのか，運動トレーニングによる変化にPGC-1αは必要か否かを検証した（図2-4）。野生型マウスでは，運動トレーニングによりアラキドン酸（20：4）やDHA（22：6）といったPUFAを含むPC 4分子とPE 2分子が増加

し，PGC-1α過剰発現と同様の変化が運動トレーニングによっても生じることが証明された。また，これらのリン脂質は速筋よりも遅筋に多く含まれていた。一方，骨格筋特異的なPGC-1α欠損マウス（筋PGC-1α欠損マウス）では，これらのPCとPEは野生型マウスよりも少なく，運動トレーニングをさせても増加しなかった。したがって，PUFAを含むPCとPEは運動トレーニングによりPGC-1α依存的に増加すること，この変化は遅筋化に伴うことが明らかになった。筆者らの結果は，骨格筋リン脂質クオリティの運動トレーニングによる変化，筋線維タイプごとの違いが，一部PGC-1α依存的に制御されることを示した。PGC-1αの下流分子メカニズムや，これらのリン脂質と骨格筋機能との関わりはいまだ不明であるが，リン脂質クオリティの変化が骨格筋の持久力に貢献し，運動トレーニングによる有益効果にも関与しているのであれば興味深い。

7．骨格筋におけるDHAを含むリン脂質の調節

持久的な運動トレーニングは，骨格筋においてリン脂質中のDHA（22：6）量を増大させることが知られている[15]。その調節に，LPAAT3が関与する可能性が示されている[36]。

LPAAT3はDHAに対して高い基質特異性を有し，PCやPEなどDHA（22：6）を含むリン脂質の合成に広く関与する[5]。*In vitro*の系において骨格筋細胞のLPAAT3をノックダウンすると，DHA（22：6）を含むリン脂質の量が低下したことから，LPAAT3が骨格筋におけるDHA（22：6）を含むリン脂質の生合成に関わることが示された。また，PPARδまたはAMP活性化プロテインキナーゼ（AMPK）の活性化剤を添加することにより，LPAAT3の発現は上昇した。これらの活性化剤を同時に添加することにより，LPAAT3の発現はさらに上昇し，DHA（22：6）を含むリン脂質の量も増加した。PPARδとAMPKはどちらも持久的な運動トレーニングによって活性化されるシグナル経路の重要な因子であることから，DHA（22：6）を含むリン脂質の調節もま

た，運動トレーニングによる骨格筋適応の一部である可能性が予想される。今後，これらリン脂質の骨格筋における機能の解明が必要である。

8．筋萎縮とリポクオリティ

　筋肉の萎縮は，デュシェンヌ型筋ジストロフィー（DMD）などの遺伝性疾患のほか，除神経や安静などの筋肉の不使用，がん悪液質，慢性心不全，加齢などの後天性要因によっても発生する[37]。DMDによって萎縮した筋肉においてリン脂質クオリティが変化することが知られており，DMDモデルマウスであるmdxマウスにおいてリン脂質画分のDHA（22：6）レベルが対照マウスに比べて減少することや[16]，mdxマウスにおいてPC 34：2/PC 34：1の比率が低いことが明らかにされている[38]。また，mdxマウスを一酸化窒素供与体であるモルシドミンによって治療すると，野生型マウスと同様のPC 34：2/PC 34：1比に回復することも報告されている[39]。これらの報告は，リン脂質クオリティと筋萎縮に何らかの関連性があることを示唆しているが，このような変化が萎縮した筋肉に共通して観察される現象なのか否かは明らかにされていない。

　一方，骨格筋のリン脂質に結合する脂肪酸鎖は，食事の脂肪酸組成を反映する[40-42]。特定の脂肪酸を含む食事の摂取は，筋肉の萎縮症状を改善することが報告されており，エイコサペンタエン酸（EPA，20：5）およびDHA（22：6）を豊富に含む魚油をmdxマウスに投与すると，クレアチンキナーゼ活性や筋壊死，炎症反応，ならびに筋力の上昇などのジストロフィー症状を改善することや[43]，n-3脂肪酸の補給が，廃用性筋萎縮を緩和することが明らかになっている[44]。これらの報告は，リン脂質クオリティと筋萎縮症状との間に何らかの関係性があることを示唆している。

　そこで筆者らは，筋萎縮の要因にかかわらず，萎縮した骨格筋では共通したリン脂質クオリティの変化が認められるか否かを，除神経による筋萎縮モデルマウス，mdxマウス，短縮型ジストロフィンによってレスキューしたTg/mdxマウスの各骨格筋を用いて検討した（図2-5）[45]。その結果，除神経筋と

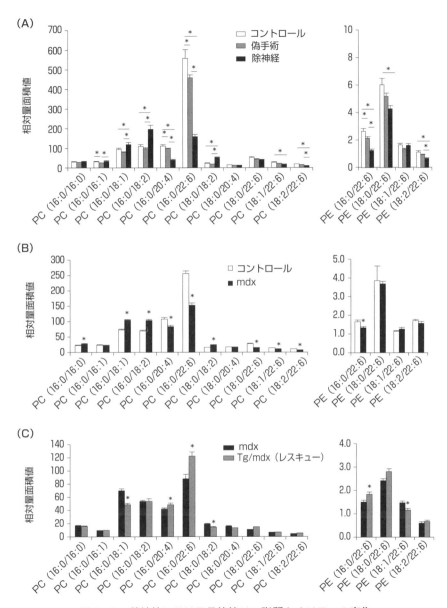

図2-5　萎縮筋における骨格筋リン脂質クオリティの変化

（A）除神経，（B）mdxマウス，（C）Tg/mdx（レスキュー）マウスの長趾伸筋（速筋）の
リン脂質クオリティ。グラフの縦軸は内部標準物質と骨格筋重量で補正した相対面積値。
*$p < 0.05$

mdx筋でリン脂質プロファイルの一貫した変化が認められた。両萎縮筋では，DHA（22：6）などのPUFAが結合したPCおよびPEの減少，飽和および一価不飽和脂肪酸などが結合したPCの増加が認められた。さらに，mdxマウスで変化したリン脂質クオリティは，Tg/mdxマウスでは野生型マウスのクオリティへと回復することが明らかになった。Tg/mdxマウスは，血清クレアチンキナーゼレベル，グリップ力，トレッドミルパフォーマンス，収縮力など，ほぼ完全に回復した筋肉機能を示すため[46]，リン脂質プロファイルが筋萎縮の表現型と関連している可能性が示唆された。なお，Tg/mdxマウスで過剰発現させた短縮型ジストロフィンは，筋鞘で発現することによりβ-ジストログリカンとα-サルコグリカンの発現が回復し，筋鞘が安定することが明らかにされている[46]。対照的に，除神経によって萎縮を引き起こした骨格筋において，ジストロフィンタンパク質レベルが減少しないことも示されており[47]，萎縮した骨格筋におけるリン脂質クオリティの変化が，ジストロフィンの発現とは独立している可能性もある。

　DHA（22：6）などのPUFAが結合したリン脂質は，柔軟な立体構造をとることができるため，膜構造に効率的に適合させて細胞膜の湾曲や分裂などを促進する[48,49]。興味深いことに，運動ニューロンと筋線維の間の接触によって形成されるシナプスである神経筋接合部の形態は，除神経された骨格筋や[50,51]，mdxマウス骨格筋などで損なわれる[52-55]。神経筋接合部の構造的および機能的安定化は，終板の総面積，運動ニューロンと筋肉の間のインターフェイス，およびシナプスのひだの数と深さに影響されるが，シナプスのひだの構造は除神経された筋肉で短く広くなる[50,51]。また，mdxマウスでは，シナプスのひだの数と深さの減少[52]，および終板の断片化された構造が観察され[53-55]，短縮型ジストロフィン遺伝子の導入は，mdxマウスのひだ構造を改善する[54]。したがって，PUFAが結合したリン脂質が，神経筋接合部の形態または機能に関与している可能性があると考えられる。今後，骨格筋のリン脂質クオリティ変化の生理学的役割や，骨格筋機能との分子レベルでの関連性についてのさらなる研究の発展が期待される。

9．おわりに

　骨格筋のリン脂質クオリティは，性質や機能の変化に伴って変化する。その制御メカニズムに関する研究はほとんど行われてこなかったが，最近その一部が少しずつ明らかになってきた。今後は，より詳細な分子メカニズムの解明，個々のリン脂質分子の生理機能の解析が重要な課題である。リポクオリティに着目することで，骨格筋の新たな側面を見出すことができるかもしれない。

文　　献

1 ）Kennedy E. P., Weiss S.: The function of cytidine coenzymes in the biosynthesis of phospholipides. J Biol Chem 1956; 222; 193-214.

2 ）Lands W. E. M.: Metabolism of glycerolipides: a comparison of lecithin and triglyceride synthesis. J Biol Chem 1958; 231; 883-888.

3 ）Hishikawa D., Shindou H., Kobayashi S. et al.: Discovery of a lysophospholipid acyltransferase family essential for membrane asymmetry and diversity. Proc Natl Acad Sci 2008; 105; 2830-2835.

4 ）Shindou H., Koso H., Sasaki J. et al.: Docosahexaenoic acid preserves visual function by maintaining correct disc morphology in retinal photoreceptor cells. J Biol Chem 2017; 292; 12054-12064.

5 ）Harayama T., Eto M., Shindou H. et al.: Lysophospholipid acyltransferases mediate phosphatidylcholine diversification to achieve the physical properties required in vivo. Cell Metab 2014; 20; 295-305.

6 ）Wang B., Tontonoz P.: Phospholipid remodeling in physiology and disease. Annu Rev Physiol 2019; 81; 165-188.

7 ）Xu Y., Kelley R. I., Blanck T. J. J. et al.: Remodeling of cardiolipin by phospholipid transacylation. J Biol Chem 2003; 278; 51380-51385.

8 ）Sparvero L. J., Amoscato A. A., Fink A. B. et al.: Imaging mass spectrometry reveals loss of polyunsaturated cardiolipins in the cortical contusion, hippocampus,

and thalamus after traumatic brain injury. J Neurochem 2016; 139; 659-675.

9) Oemer G., Koch J., Wohlfarter Y. et al.: Phospholipid acyl chain diversity controls the tissue-specific assembly of mitochondrial cardiolipins. Cell Rep 2020; 30; 4281-4291.

10) Kiebish M. A., Han X., Cheng H. et al.: Cardiolipin and electron transport chain abnormalities in mouse brain tumor mitochondria: lipidomic evidence supporting the Warburg theory of cancer. J Lipid Res 2008; 49; 2545-2556.

11) Simon G., Rouser G.: Species variations in phospholipid class distribution of organs: II. Heart and skeletal muscle. Lipids 1969; 4; 607-614.

12) Morgan T., Short F., Cobb L.: Effect of long-term exercise on skeletal muscle lipid composition. Am J Physiol 1969; 216; 82-86.

13) Funai K., Lodhi I. J., Spears L. D. et al.: Skeletal muscle phospholipid metabolism regulates insulin sensitivity and contractile function. Diabetes 2016; 65; 358-370.

14) Cortie C. H., Hulbert A. J., Hancock S. E. et al.: Of mice, pigs and humans: An analysis of mitochondrial phospholipids from mammals with very different maximal lifespans. Exp Gerontol 2015; 70; 135-143.

15) Andersson A., Sjödin A., Olsson R. et al.: Effects of physical exercise on phospholipid fatty acid composition in skeletal muscle. Am J Physiol 1998; 274; E432-E438.

16) Tuazon M. A., Henderson G. C.: Fatty acid profile of skeletal muscle phospholipid is altered in mdx mice and is predictive of disease markers. Metabolism 2012; 61; 801-811.

17) Goto-Inoue N., Yamada K., Inagaki A. et al.: Lipidomics analysis revealed the phospholipid compositional changes in muscle by chronic exercise and high-fat diet. Sci Rep 2013; 3; 3267-3267.

18) Nishino I., Kobayashi O., Goto Y. I. et al.: A new congenital muscular dystrophy with mitochondrial structural abnormalities. Muscle Nerve 1998; 21; 40-47.

19) Mitsuhashi S., Hatakeyama H., Karahashi M. et al.: Muscle choline kinase beta defect causes mitochondrial dysfunction and increased mitophagy. Hum Mol Genet 2011; 20; 3841-3851.

20) Mitsuhashi S., Ohkuma A., Talim B. et al.: A congenital muscular dystrophy with

mitochondrial structural abnormalities caused by defective de novo phosphatidylcholine biosynthesis. Am J Hum Genet 2011; 88; 845-851.

21) Tsalouhidou S., Argyrou C., Theofilidis G. et al.: Mitochondrial phospholipids of rat skeletal muscle are less polyunsaturated than whole tissue phospholipids: Implications for protection against oxidative stress1. J Anim Sci 2006; 84; 2818-2825.

22) Barth P. G., Wanders R. J. A., Vreken P. et al.: X-linked cardioskeletal myopathy and neutropenia (Barth syndrome): An update. Am J Med Genet 2004; 126A; 349-354.

23) Schlame M., Toebin J. A., Heerdt P. M. et al.: Deficiency of tetralinoleoyl-cardiolipin in Barth syndrome. Ann Neurol 2002; 51; 634-637.

24) Acehan D., Vaz F., Houtkooper R. H. et al.: Cardiac and skeletal muscle defects in a mouse model of human Barth syndrome. J Biol Chem 2011; 286; 899-908.

25) Spencer C. T., Byrne B. J., Bryant R. M. et al.: Impaired cardiac reserve and severely diminished skeletal muscle O_2 utilization mediate exercise intolerance in Barth syndrome. Am J Physiol-Heart Circ Physiol 2011; 301; H2122-H2129.

26) Lai L., Wang M., Martin O. J. et al.: A role for peroxisome proliferator-activated receptor γ coactivator 1 (PGC-1) in the regulation of cardiac mitochondrial phospholipid biosynthesis. J Biol Chem 2014; 289; 2250-2259.

27) Yamaoka S., Urade R., Kito M.: Cardiolipin molecular species in rat heart mitochondria are sensitive to essential fatty acid-deficient dietary lipids. J Nutr 1990; 120; 415-421.

28) Han X., Yang J., Yang K. et al.: Alterations in myocardial cardiolipin content and composition occur at the very earliest stages of diabetes: A shotgun lipidomics study. Biochemistry 2007; 46; 6417-6428.

29) Sengers R. C., Trijbels J. M. F., Willems J. L. et al.: Congenital cataract and mitochondrial myopathy of skeletal and heart muscle associated with lactic acidosis after exercise. J Pediatr 2006; 86; 873-880.

30) Mayr J. A., Haack T. B., Graf E. et al.: Lack of the mitochondrial protein acylglycerol kinase causes sengers syndrome. Am J Hum Genet 2012; 90; 314-320.

31) Janovska A., Hatzinikolas G., Mano M. et al.: The effect of dietary fat content on

phospholipid fatty acid profile is muscle fiber type dependent. Am J Physiol Endocrinol Metab 2010; 298; E779-E786.

32) Goto-Inoue N., Morisasa M., Machida K. et al.: Characterization of myofiber-type-specific molecules using mass spectrometry imaging. Rapid Commun Mass Spectrom 2019; 33; 185-192.

33) Andersson A., Sjödin A., Hedman A. et al.: Fatty acid profile of skeletal muscle phospholipids in trained and untrained young men. Am J Physiol-Endocrinol Metab 2000; 279; E744-E751.

34) Tadaishi M., Miura S., Kai Y. et al.: Skeletal muscle-specific expression of PGC-1alpha-b, an exercise-responsive isoform, increases exercise capacity and peak oxygen uptake. PLoS One 2011; 6; e28290.

35) Senoo N., Miyoshi N., Goto-Inoue N. et al.: PGC-1α-mediated changes in phospholipid profiles of exercise-trained skeletal muscle. J Lipid Res 2015; 56; 2286-2296.

36) Valentine W. J., Tokuoka S. M., Hishikawa D. et al.: LPAAT3 incorporates docosahexaenoic acid into skeletal muscle cell membranes and is upregulated by PPARδ activation. J Lipid Res 2018; 59; 184-194.

37) Ciciliot S., Rossi A. C., Dyar K. A. et al.: Muscle type and fiber type specificity in muscle wasting. Int J Biochem Cell Biol 2013; 45; 2191-2199.

38) Touboul D., Piednoël H., Voisin V. et al.: Changes in phospholipid composition within the dystrophic muscle by matrix-assisted laser desorption/ionization mass spectrometry and mass spectrometry imaging. Eur J Mass Spectrom 2004; 10; 657-664.

39) Benabdellah F., Yu H., Brunelle A. et al.: MALDI reveals membrane lipid profile reversion in MDX mice. Neurobiol Dis 2009; 36; 252-258.

40) Andersson A., Nälsén C., Tengblad S. et al.: Fatty acid composition of skeletal muscle reflects dietary fat composition in humans. Am J Clin Nutr 2002; 76; 1222-1229.

41) Ayre K. J., Hulbert A. J.: Dietary fatty acid profile influences the composition of skeletal muscle phospholipids in rats. J Nutr 1996; 126; 653-662.

42) Pan D. A., Storlien L. H.: Dietary lipid profile is a determinant of tissue

phospholipid fatty acid composition and rate of weight gain in rats. J Nutr 1993; 123; 512-519.

43) Fogagnolo Mauricio A., Minatel E., Santo Neto H. et al.: Effects of fish oil containing eicosapentaenoic acid and docosahexaenoic acid on dystrophic mdx mice. Clin Nutr 2013; 32; 636-642.

44) McGlory C., Gorissen S. H. M., Kamal M. et al.: Omega-3 fatty acid supplementation attenuates skeletal muscle disuse atrophy during two weeks of unilateral leg immobilization in healthy young women. FASEB J 2019; 33; 4586-4597.

45) Senoo N., Miyoshi N., Kobayashi E. et al.: Glycerophospholipid profile alterations are associated with murine muscle-wasting phenotype. Muscle Nerve 2020; 62; 413-418.

46) Tanihata J., Nagata T., Ito N. et al.: Truncated dystrophin ameliorates the dystrophic phenotype of mdx mice by reducing sarcolipin-mediated SERCA inhibition. Biochem Biophys Res Commun 2018; 505; 51-59.

47) Blouin P., Serresse O., Dorman S. et al.: Expression profile of plakin cross-linking proteins in short-term denervated mouse hindlimb skeletal muscle. Cell Health Cytoskelet 2016; 8; 37-46.

48) Antonny B., Vanni S., Shindou H. et al.: From zero to six double bonds: phospholipid unsaturation and organelle function. Trends Cell Biol 2015; 25; 427-436.

49) Pinot M., Vanni S., Pagnotta S. et al.: Polyunsaturated phospholipids facilitate membrane deformation and fission by endocytic proteins. Science 2014; 345; 693-697.

50) Nishizawa T., Yamashia S., McGrath K. F. et al.: Plasticity of neuromuscular junction architectures in rat slow and fast muscle fibers following temporary denervation and reinnervation processes. J Muscle Res Cell Motil 2006; 27; 607-615.

51) Saito A., Zacks S. I.: Fine structure of neuromuscular junctions after nerve section and implantation of nerve in denervated muscle. Exp Mol Pathol 1969; 10; 256-273.

52) Pijl E. M. van der, Putten M. van, Niks E. H. et al.: Characterization of neuromuscular synapse function abnormalities in multiple Duchenne muscular dystrophy mouse models. Eur J Neurosci 2016; 43; 1623-1635.

53) Pratt S. J. P., Valencia A. P., Le G. K. et al.: Pre- and postsynaptic changes in the neuromuscular junction in dystrophic mice. Front Physiol 2015; 6; 252.

54) Banks G. B., Chamberlain J. S., Froehner S. C.: Truncated dystrophins can influence neuromuscular synapse structure. Mol Cell Neurosci 2009; 40; 433-441.

55) Pratt S. J. P., Shah S. B., Ward C. W. et al.: Recovery of altered neuromuscular junction morphology and muscle function in mdx mice after injury. Cell Mol Life Sci 2015; 72; 153-164.

第3章　リン脂質の脂肪酸組成を決定する
リゾリン脂質アシル基転移酵素

川名　裕己*，青木　淳賢*

1. はじめに

　リン脂質の基本構造は，親水性の極性頭部と疎水性の2本の脂肪酸部からなり，極性頭部と脂肪酸部の構造の組み合わせでリン脂質分子種が規定される。例えば，極性頭部にコリンを有し，2本の脂肪酸部にそれぞれパルミチン酸（16：0）とオレイン酸（18：1）をもつ場合（脂肪酸結合位置を限定しないとき）には，34：1 PC（phosphatidylcholine（ホスファチジルコリン）），あるいはPC（脂肪酸結合位置を限定しないときは16：0-18：1，脂肪酸結合位置を限定するときは16：0/18：1）と表記される（図3-1）。このようなリン脂質分子種は，生体内に1,000種類以上存在していることが想定されている。なぜ，このように多様なリン脂質分子種が存在しているのか，個々のリン脂質分子種（例えば，特定の脂肪酸組成をもつリン脂質分子種）にはどのような機能があるのか，などの疑問は，現代の脂質生物学に残された大きな課題である。これらの疑問に対する解決にはリン脂質代謝酵素の同定が不可欠であり，これら酵素を欠損した細胞や動物個体からリン脂質分子種がもつ生物学的な意義が解明されつつある。本章では，特にリン脂質の脂肪酸部の決定機構に関して，初期の解析から最新の

*　東京大学大学院薬学系研究科

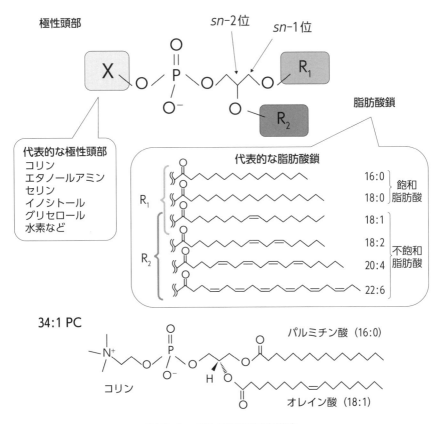

図3-1 リン脂質の基本構造

リン脂質は極性頭部と脂肪酸鎖の組み合わせにより多様性が生じる。脂肪酸鎖の*sn*-1位と*sn*-2位は異なる脂肪酸種が分布している。

研究までの知見を解説する。

2．リン脂質の脂肪酸リモデリング仮説の提唱

初期の研究では，生化学的解析によりリン脂質分子がどのような反応を通じて代謝されていくのか明らかにされた。リン脂質の合成は解糖系からのG3P（glycerol 3-phosphate（グリセロール 3-リン酸））にアシル基が付加されてLPA （lysophosphatidic acid（リゾホスファチジン酸））が形成されることから始まる。形成されたLPAに対してさらにもう一度アシル基が付加されることでPA（phosphatidic acid（ホスファチジン酸））が合成される。このPAから様々な極性頭部をもったリン脂質が合成される。特に哺乳類細胞では膜リン脂質の大部分をPCが占めているが，このPCはPAの脱リン酸化により生成したDAG（diacylglycerol（ジアシルグリセロール））にCDP-コリン（cytidine diphosphate choline）が付加することで合成される（図3-2）。これはリン脂質の新規合成経路（*de novo*経路）として知られ，1956年にKennedyらによって提唱された[1]。これまでの反応ステップにおいて脂肪酸の部分に着目してみると，リン脂質の脂肪酸部はG3PやLPAへのアシル基の付加で規定されていると思われる。また，DAGとPC間でも極性頭部に変化が加わるのみであるので，基本的に脂肪酸部は変化しないと予想された。しかしながら，実際にはDAGとPCなどのリン脂質においてはその脂肪酸部の代謝スピードが異なることが1958年に

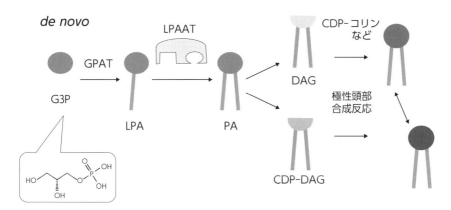

図3-2　リン脂質の*de novo*合成

リン脂質は*de novo*合成段階で初めて脂肪酸鎖導入を受ける。その後の極性頭部合成反応により様々な極性頭部をもつリン脂質が合成される。一例としてPAが脱リン酸化を受けて生じるDAGにCDP-コリンが付加することでPCが合成される。
G3P（glycerol 3-phosphate），GPAT（glycerophosphate acyltransferases），LPA（lysophosphatidic acid），LPAAT（lysophosphatidic acid acyltransferase），PA（phosphatidic acid），DAG（diacylglycerol），CDP-DAG（cytidine diphosphate diacylglycerol），CDP-コリン（cytidine diphosphate choline）

Landsらにより示された[2]。このことが意味していることは，新規合成された
PCなどのリン脂質の脂肪酸部は活発な代謝反応を受け，脂肪酸部が置き換わ
っているということであり，この反応は脂肪酸リモデリング（またはLands'サ
イクル）として提唱された。脂肪酸リモデリング反応の実体はPCなどのジア
シル型リン脂質に対してPLA$_1$やPLA$_2$（phospholipase A（ホスホリパーゼA）。
PLA$_1$はリン脂質のsn-1位を，PLA$_2$はリン脂質のsn-2位を切断する）がリン脂質の
脂肪部を切断して，LPL（lysophospholipid（リゾリン脂質））が生成され，生じ
たLPLに対してLPLAT（lysophospholipid acyltransferase（リゾリン脂質アシル基
転移酵素））がアシルCoA（アシルCoenzyme A）からのアシル基を導入すること
で，脂肪酸部に新たな脂肪酸が導入される反応と考えられた（図3-3）。実際
にLPLAT活性が動物の様々な組織で見出されたことにより，この反応の仮説
が裏づけられた。脂肪酸リモデリング機構の間接的証拠としてPAやDAGの
脂肪酸組成とPCなどのリン脂質の脂肪酸組成は異なっている。特にPI
（phosphatidylinositol（ホスファチジルイノシトール））などは特定の脂肪酸組成に
偏っている（哺乳類細胞では18：0/20：4 PIが豊富）ことからも，リン脂質分子
は新規合成後に意図的にその脂肪酸組成が変化させられていることがわかる。
Landsらは精力的にLPLATの酵素活性の性状を解析することで興味深い報告
をしている。リン脂質はグリセロール骨格において，リン酸基の近位の水酸基
の位置をsn-2位（snはstereospecifically numberedの意），遠位の水酸基の位置
をsn-1位とよぶ。リゾリン脂質はsn-1位またはsn-2位に水酸基をもつ，2
つの構造異性体が存在する。sn-1位に水酸基をもつものは（sn-）2-アシル
型リゾリン脂質，sn-2位に水酸基をもつものは（sn-）1-アシル型リゾリン
脂質とよばれる（図3-1，図3-3を参照）。Landsらはラットのミクロソームを
用いた実験から，1-アシル型リゾリン脂質を用いると不飽和型の脂肪酸が
LPLAT活性により取り込まれやすく，逆に2-アシル型リゾリン脂質を用い
ると飽和型の脂肪酸がLPLAT活性により取り込まれやすいことを見出した[3]。
このことから，生体内にはリゾリン脂質のsn-1とsn-2位それぞれに異なる脂
肪酸を導入する性状の異なるLPLAT分子が存在していることが示唆された。

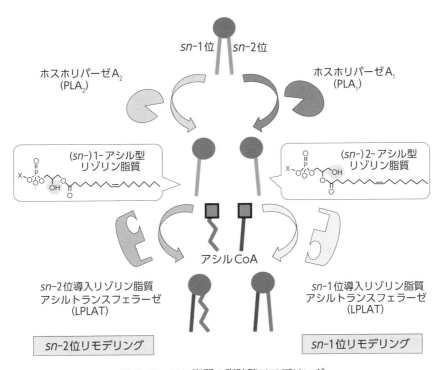

図3-3　リン脂質の脂肪酸リモデリング

de novo 合成後にリン脂質の脂肪酸鎖はホスホリパーゼAとリゾリン脂質アシルトランスフェラーゼによる脂肪酸リモデリング反応を受け，脂肪酸鎖が成熟した形となる。脂肪酸リモデリング反応を受ける箇所は *sn*-1位と *sn*-2位が想定されるが，一般に *sn*-2位のリモデリング機構がよく知られている。
組織ごとに代謝酵素の発現のバランスが異なり，組織特徴的な脂肪酸組成が形成されると考えられている。

一般に生体内のリン脂質の *sn*-1位には飽和脂肪酸や一価不飽和脂肪酸が多く分布する一方で， *sn*-2位には不飽和脂肪酸（特に高度不飽和脂肪酸）が多く分布しているが，これは前述の活性の特性を反映しているものと考えられている（図3-1）。LPLAT活性の分子的実体に迫るべく酵素活性を指標としてタンパク精製が試みられた。しかしLPLATの多くが膜タンパク質であり，精製ステップのたびに活性が減弱して完全な形での精製には至らず，タンパク精製による分子同定は進まなかった。

　哺乳類のLPLAT分子の同定は1990年代になりようやく進展した。LPLAT活性は様々なリゾリン脂質をアシル化する活性の総称であり，前述のリン脂質の*de novo*合成段階におけるLPAからPAを合成する活性（LPAAT（lysophosphatidic acid acyltransferase）活性，またはAGPAT（1-aclyglycerol-3-phosphate acyltransferase）活性ともよばれる）とリモデリング段階でLPA以外のリゾリン脂質に導入する活性の2つに分類できる。リン脂質代謝変異株の解析から大腸菌のAGPAT活性を担う分子として*plsC*などが同定された[4]。これら因子の配列からESTデータベースサーチにより哺乳類のAGPAT活性を担う分子として，AGPAT1（LPAAT1ともよばれる）のクローニングが行われた[5]。このような*de novo*段階のLPLAT分子の実体の一部が判明することにより，以後，これらの分子の配列からほかのリモデリング段階に関わるLPLAT分子が同定され，個体レベルの機能解析へと発展していった。

3. *sn*-2位を中心としたリモデリングに関わる LPLATの同定とその生物学的意義

　長らくリモデリングに関わるLPLATの分子的実体は不明であったが，前述のAGPAT1などのクローニングが契機となり，2000年代に入るとその同定と解析が進展した。AGPAT1などの遺伝子はAGPATモチーフとよばれる4つの保存されたモチーフ配列を有している。リモデリングに関わるLPLAT分子の多くは，このAGPATモチーフの配列相同性検索から同定された。結果的に，このAGPATモチーフをもつ遺伝子は十数個存在し，AGPATファミリーとよばれる遺伝子ファミリーを形成していることが明らかとなった。はじめに解析されたリモデリングに関わるLPLAT分子の多くは，1-アシル型リゾリン脂質の*sn*-2位に脂肪酸を導入するLPLATとして特徴づけられ，主に*sn*-2位のリモデリングに関わる因子として精力的に解析が行われた。以下，機能解析が報告されたLPLATを中心にその生理的意義も含めて概説する。

　LPCAT1（lysophosphatidylcholine acyltransferase 1）は，AGPATモチーフの

配列をもつ遺伝子として同定された[6]。1-アシル型のLPC（lysophosphatidylcholine
（リゾホスファチジルコリン））やLPG（lysophosphatidylglycerol（リゾホスファチジ
ルグリセロール））をよい基質として中鎖のアシルCoAやパルミトイル（16：0）
CoAからの脂肪酸をよく転移した。肺に高発現しており，特に肺サーファク
タント産生・分泌細胞であるII型肺胞上皮細胞で発現が高い。肺サーファクタ
ントの主要成分はDPPC（dipalmitoylphosphatidylcholine，16：0/16：0 PC）であ
り，その界面活性作用により肺胞の表面張力を低下させることで肺胞の虚脱を
防ぎ，正常な呼吸を可能にしている。LPCAT1は*in vitro*の酵素活性でDPPC
を合成する活性を示し，培養細胞においてLPCAT1の過剰発現時にはDPPC
量が増大し，発現抑制時にはDPPC量の減少が観察されることから，LPCAT1
はDPPCの産生に寄与するLPLAT分子と想定された。LPCAT1欠損マウスが
作製され，その解析が行われた。LPCAT1欠損マウスの肺サーファクタント
を解析すると，サーファクタント自体の総量に変化はみられなかったが，PC
の脂肪酸組成に着目すると，DPPCが減少した一方で不飽和度の高い脂肪酸を
含むPCの増加が観察された。このことから，LPCAT1は正常な脂肪酸組成の
肺サーファクタント合成に寄与することが示された。LPCAT1欠損マウスは
正常に呼吸可能であり，出生後の死亡数の増加などは観察されなかったが，急
性肺障害モデルなどの病態時にはLPCAT1欠損マウスは生存率の低下や肺機
能の低下が観察されたことから，LPCAT1により産生されるDPPCは病態時
において保護的な機能をもつリン脂質分子種であることが判明した[7]。また，
興味深いことに，LPCAT1に変異をもつ*rd11*マウスでは網膜変性による視覚
機能の低下が報告され[8]，同様の表現型がLPCAT1欠損マウスでも観察され
る。LPCAT1欠損マウスの網膜ではDPPCの減少に加えてドコサヘキサエン
酸（DHA，22：6）含有リン脂質の減少もみられる。興味深いことに，野生型
マウスの網膜において週齢依存的にDPPCの増加に伴い，DHA（22：6）など
の高度不飽和脂肪酸含有リン脂質の増加が観察される。培養細胞の実験から，
DPPCは高度不飽和脂肪酸含有リン脂質による細胞死抑制作用をもつことか
ら，DPPCは細胞死を防ぎ，高度不飽和脂肪酸含有リン脂質をもつ視細胞の維

持に寄与しているものと考えられた。

　LPCAT2（lysophosphatidylcholine acyltransferase 2）はAGPATファミリーに属し，アミノ酸配列上でLPCAT1の近縁に存在するLPLAT分子として同定された。PAF（platelet-activating factor（血小板活性化因子））は血小板凝集やアナフィラキー反応など非常に強力な生理作用を示すリン脂質メディエーターであり，通常のリン脂質と異なり脂肪酸鎖がエーテル結合を介して結合したアルキル型のリン脂質で，*sn*-2位にアセチル基を有している（図3-4）。PAFは*sn*-2位が水酸基となっているLysoPAFにアセチル基を導入するLysoPAFAT（LysoPAF acetyltransferase）活性により合成されると考えられていた。LPCAT2はほかのLPLAT分子と異なり反応にCa^{2+}を必要とし，このLysoPAFAT活性をもち，PAF産生を担っていた[9]。炎症性の細胞に発現が認められ，LPS（lipopolysaccharide）の刺激により数十分でリン酸化を受け活性化し，長時間で発現誘導が起こるなど刺激誘導型の性質をもつ[10]。興味深いことに，先のLPCAT1もLysoPAFAT活性をもち，PAFを合成することができるが，LPCAT1はこのような制御は存在していない。PAFは炎症性メディエーターであることから様々な疾患に関与している。特に神経因性疼痛では発症にPAFの関与が示唆されていることからLPCAT2は重要な創薬ターゲットと考えられている。また，LPCAT2はアセチルCoAだけでなくアラキドノ

PAF

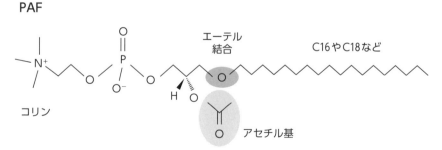

図3-4　PAF（platelet-activating factor）の構造
生理活性脂質であるPAFは*sn*-2位にアセチル基をもつ。このアセチル基導入もLPLAT分子の一種により担われている。

イル（20：4）-CoAなどのアシルCoAも認識できることから，PAF産生以外にも，脂肪酸リモデリング機構のLPLATとして機能している可能性も示唆されている。

　これまで発見された多くのLPLAT分子がAGPATファミリーに属する遺伝子であったが，その近縁にMBOAT（membrane bound O-acyl transferase）ファミリーとよばれる遺伝子ファミリーが存在する。MBOATファミリーにはペプチド性ホルモンであるグレリンのアシル化を担うGOATや中性脂質のアシル化を担うDGAT1などが存在している。このファミリー内に存在する遺伝子からLPCAT3（lysophosphatidylcholine acyltransferase 3），LPCAT4（lysophosphatidylcholine acyltransferase 4），LPEAT1（lysophosphatidylethanolamine acyltransferase 1），LPIAT1（lysophosphatidylinositol acyltransferase 1）の4つのLPLAT分子が見つかっている。LPEAT1はLPE，LysoPSに活性を示し，オレオイル（18：1）-CoAなどのアシルCoAを認識する。LPCAT4はLPC，LPEに活性を示し，オレオイル（18：1）-CoAなどを好む。LPCAT3はLPC，LPE，LysoPSに活性を示し，アラキドノイル（20：4）-CoAなどの不飽和アシルCoAをよい基質とすることが報告された[11]。LPCAT3に関しては欠損マウスが作製され，個体レベルでの機能が報告されている[12,13]。LPCAT3欠損マウスの組織では，1-アシル型LPCに対するアラキドン酸（20：4）導入活性が顕著に低下するとともに，アラキドン酸（20：4）含有のリン脂質レベルが低下していた。このことからLPCAT3は，アラキドン酸（20：4）含有のリン脂質の合成において必須の酵素であることが明らかとなった。LPCAT3欠損マウスは出生可能であったが生後1週間以内にすべての個体が死亡することがわかった。生後0日では野生型との違いは認められなかったが，その後，体重が減少し，生育不良に陥っていることがわかった。LPCAT3は肝臓を中心に全身の広範な組織に発現がみられるが特に小腸での発現が高い。小腸での組織形態観察を行うとLPCAT3欠損マウスでは上皮細胞において空砲化が認められ，中性脂質が蓄積している様子が観察された。LPCAT3欠損マウスでは血糖値の低下も観察されていることから，小腸の機能障害による栄養吸収障害が早期死

亡の原因と推察された。進藤らは，アラキドン酸（20：4）含有リン脂質膜が
中性脂質の輸送に関わっているのではないかと仮説を立てた。実際，脂肪酸組
成の異なるPCからなるリポソーム膜を作製して中性脂質輸送に関わるMTP
（triglyceride transfer proteinの一種）の輸送活性を測定すると，アラキドン酸
（20：4）含有リン脂質を含むリポソーム膜でMTP活性の上昇が観察されたこ
とから，アラキドン酸（20：4）含有リン脂質は中性脂質の輸送に重要な脂質
場を形成することで正常な中性脂質輸送を可能にし，個体レベルでの中性脂質
輸送を制御していることが明らかとなった。

　LPCAT3はPCやPEなどのアラキドン酸（20：4）含有分子種レベルを制御
していたが，PIのアラキドン酸（20：4）含有分子種を合成する酵素として
LPIAT1が同定された。先にも述べたように，PIの脂肪酸組成はほかのリン脂
質とは異なり，哺乳類ではPI（18：0/20：4）の比率が高い。このことからも，
脂肪酸リモデリング機構による形成メカニズムが提唱されてきた。線虫は酵母
やショウジョウバエと異なりPUFA（polyunsaturated fatty acid（多価不飽和脂肪
酸））をリン脂質中に有している。PUFAを欠損した線虫では神経機能などに
異常が生じるが，アラキドン酸（20：4）やエイコサペンタエン酸（EPA，20：
5）を餌に添加することで表現型が回復する。これを利用して線虫のゲノムワ
イドなRNAiスクリーニングから表現型回復が認められなくなるRNAiクロー
ンを探索し，MBOATファミリーに属する*mboa-7*が単離された。*mboa-7*欠
損体では確かに1-アシル型LPI（lysophosphatidylinositol（リゾホスファチジルイ
ノシトール））に対してPUFAを取り込む活性がほぼ消失していたことから，
LPIにPUFAを取り込むLPLAT分子であることが想定された[14]。線虫の
*mboa-7*の哺乳類相同分子であるLPIAT1においても解析を行うと，LPIAT1
は1-アシル型LPIに対してアラキドン酸（20：4）を導入する活性を示すこと，
LPIAT1欠損マウスの組織では1-アシル型LPIに対するアラキドン酸（20：4）
の取り込み活性が消失し，PI（18：0/20：4）レベルが低下していた。LPIAT1
欠損マウスでは脳の形態形成に異常を生じ，発育不全を示すとともに生後1か
月程度で死んでしまう[15]。アラキドン酸（20：4）含有PIがどのようにして脳

の形態形成に寄与するのか詳細な機構は不明である。また，肝臓特異的LPIAT1欠損マウスは脂肪肝を自然発症することなどから，PI代謝と中性脂質代謝の関係も注目されている。さらに最近，ヒトのLPIAT1のSNPがNAFLD（nonalcoholic fatty liver disease（非アルコール性脂肪性肝疾患））の発症リスクと相関することが報告され，ヒト疾患との関係も注目されている[16]。

　リモデリングに関わるLPLATではないが，最近DHA（22：6）の取り込みに寄与するLPLATであるLPAAT3（lysophosphatidic acid acyltransferase 3）の個体レベルの機能が報告された[17,18]。LPAAT3は*in vitro*の酵素活性では1-アシル型のLPAに対してDHA（22：6）などのPUFAを取り込む活性を示す。通常，PUFAはリモデリング機構により取り込まれると考えられてきたが，DHA（22：6）などの一部のPUFAは*de novo*段階におけるLPAからPAの合成段階で取り込まれることが明らかとなった。LPAAT3はDHA（22：6）を多く含む組織である精巣や網膜に高く発現している。LPAAT3欠損マウスでは，この精巣や網膜においてDHA（22：6）含有リン脂質が顕著に低下していることがわかった。網膜の解析では光を受容する視細胞のdisc構造の配置や形態異常が観察され，視覚機能評価からも視力をほぼ失っていることが判明した。また，精巣では精子形成に異常が認められ，精子の頭部に形態異常が観察された。LPAAT3欠損マウス由来の精子では人工受精での受精が成立せず，雄性不妊であることがわかった。精子の形態異常は精子の細胞質の除去異常に起因すると考えられた。細胞質除去は支持細胞であるセロトリ細胞のエンドサイトーシスを介していることから，この過程に異常をきたしていると予想された。分子動力学法（MDシミュレーション）からDHA（22：6）を含むリン脂質は柔らかい脂質場を形成することから，柔軟な膜で構成されることが，網膜のdisc構造や精巣における効率のよいエンドサイトーシス過程に重要であることが想定されている。これまでに個体レベルの解析により判明したLPLATの生物学的機能を図3-5にまとめた。

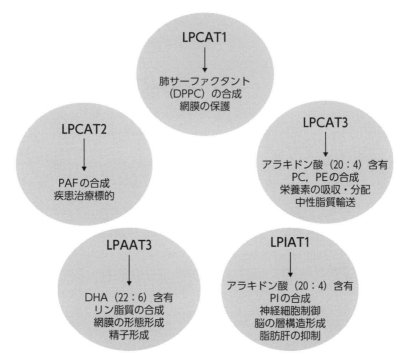

図3-5　リン脂質 *sn*-2位リモデリングや高度不飽和脂肪酸導入を担う LPLAT分子の生物学的意義

各LPLAT分子は特異的なリン脂質分子種形成に寄与して様々な組織の機能に関わっている。

4．これまでのリン脂質 *sn*-1位リモデリング機構と その因子の解析

　前述したように *sn*-2 のリモデリングに関わる因子の同定や解析に関する報告は多く，個体レベルでの機能も解明されつつある。一方で，*sn*-1位のリモデリングに関しては反応に関わる因子の同定が進まず，解析が遅れていた。これは後述するように *sn*-1位への脂肪酸導入を評価するために必要な 2-アシル型リゾリン脂質の取り扱いが難しく，活性評価が困難であったことがその分子同定において障壁となっていたと考えられる。また，*sn*-1位の脂肪酸の種類

はsn-2位のそれと比べて乏しく，リン脂質合成の初期にG3Pにアシル基を導入するGPAT（glycerophosphate acyltransferases）がsn-1位にアシル基を導入することでsn-1位の脂肪酸種の大部分が決定されると考えられていた点もあり，リン脂質sn-1位の脂肪酸リモデリングの概念そのものがあまり浸透していなかった。ここでは，sn-1位のリモデリングに関わる因子の解析と最新研究動向を交えて解説する。

　生体におけるLPLAT活性としてLandsらが報告した2-アシル型LPCに飽和脂肪酸を導入する活性[3]や，PS（phosphatidylserine（ホスファチジルセリン））に関してもsn-1位のリモデリング活性[19]が報告されていたが，sn-2への不飽和脂肪酸の導入の活性に比べるとわずかな報告にとどまっていた。しかしながら，PIに関しては哺乳類ではその脂肪酸組成がPI（18：0/20：4）（sn-1位にステアリン酸（18：0），sn-2位にアラキドン酸（20：4））に大きく偏っていることもあり，sn-1位をステアリン酸（18：0）化するsn-1位リモデリング反応の可能性が報告されていた[20]。

　このPIのsn-1位のリモデリング機構に関わる因子の同定は，線虫のホスホリパーゼA_1の解析がその糸口となった[21]。細胞内型のホスホリパーゼA_1分子は進化的に保存された分子であり，哺乳類においては3つの遺伝子が知られるが線虫においてその相同分子が1分子存在し，ipla-1とよばれる。ipla-1変異体のリン脂質組成をガスクロマトグラフィーで解析すると，PIにおけるステアリン酸（18：0）含量が低下して，代わりにオレイン酸（18：1）が増加していることが観察された。また，線虫においてはPIの大部分はPI（18：0/20：5）であるが，LC-MS（Liquid Chromatography-Mass Spectrometry）解析からipla-1変異体ではPI（18：0/20：5）が低下してPI（18：1/20：5）が増加していた。また，ipla-1はin vitroにおいてPIに対してホスホリパーゼA_1活性を示し，2-アシル型LPIを産生した。このことからもipla-1は，リモデリング前のPIに作用して2-アシルLPIを産生することでPIのsn-1位リモデリングに寄与しているホスホリパーゼA_1分子であると考えられた。ipla-1変異体は興味深い表現型を示す。ipla-1変異体ではseam cellとよばれる上皮系細胞において幹

細胞の非対称分裂に異常が生じる。これは，分裂前の幹細胞において非対称分裂に必須なタンパク質の非対称分布が起こらず，分裂後の娘細胞の運命決定に異常をきたすためであることが示された。このように PI の *sn*-1 位リモデリングにより生じるステアリン酸（18：0）含有 PI の形成は，細胞レベルでの機能に大きく影響することが示された。PI の *sn*-1 位リモデリングの破綻がこのような表現型を示すとすると，この *ipla-1* と共役して実際に 2-アシル型 LPI にステアリン酸（18：0）を導入している LPLAT 分子でも，同様の表現型が観察されると想定される。そこで線虫変異体ライブラリーを用いて，*ipla-1* 変異体と同様に幹細胞の分裂異常が観察される線虫変異体がスクリーニングされた。すると前述の AGPAT ファミリーに属する *acl-8*，*acl-9*，*acl-10* の三重変異体で *ipla-1* 変異体と同様の幹細胞の非対称分裂異常が観察された[22]。三重変異体の脂質組成を解析すると，やはり PI におけるステアリン酸（18：0）含量が低下して，代わりにオレイン酸（18：1）が増加していることが観察された。また，幹細胞で発現の高い ACL-10 の酵素活性を 2-アシル型 LPI を用いた *in vitro* における LPLAT Assay で評価すると，*sn*-1 位にステアリン酸（18：0）を直接導入する活性を有していることが明らかとなり，PI の *sn*-1 位への脂肪酸導入を担う LPLAT 分子の実体が明らかにされた（図3-6）。*acl-8*，*acl-9*，*acl-10* の相同分子は哺乳類においては LCLAT1/LYCAT/ALCAT1 として知られている遺伝子であり，LCL（lysocardiolipin（リゾカルジオリピン））に対する活性が知られていた。LCLAT1 の酵素活性を *in vitro* における LPLAT Assay で検証すると，2-アシル型 LPI に導入活性を示した。また，LCLAT1 ノックアウト（KO）マウスにおいては 2-アシル型 LPI に対する内在性のステアリン酸（18：0）導入活性が低下して，ステアリン酸（18：0）含有 PI 分子種の低下が観察された。このことからも哺乳類においても同様の PI の *sn*-1 位リモデリング機構が保存されていると考えられる[23]。前述の線虫を用いた解析は，PLA と LPLAT の協調的な作用による脂肪酸リモデリング機構の重要性を示した研究であり，このように PLA と LPLAT の共役が示された研究はほとんどない。同時期に酵母を用いた解析からも，Psi1p という因子が PI の *sn*-1 位へ

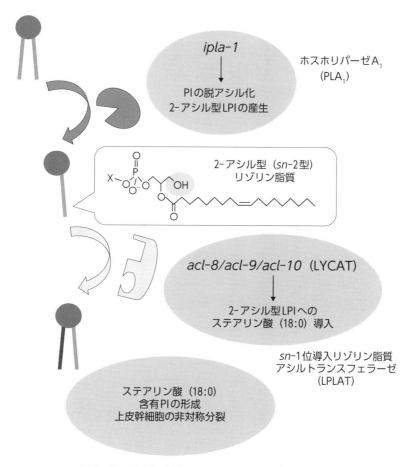

図3-6　線虫におけるPIの*sn*-１リモデリング機構

線虫ではPLAとLPLATの協調した*sn*-１位リモデリングによるPI分子種形成が個体
レベルで機能している。

のステアリン酸（18:0）導入を担うことが報告されている[24]。このことから
もPIの*sn*-１位リモデリングは，真核生物一般に広く保存された現象であるこ
とが想定される。PI以外のPCなどの主要なリン脂質においても同様の*sn*-１
位リモデリング機構は存在しているのか。前述したように半世紀以上前に
Landsらは２-アシル型リゾリン脂質への活性の存在を報告していたがその活

性の存在は忘れ去られ，分子的実体は依然として不明であった。

5. 新規*sn*-1位リモデリング因子の同定と その生物学的意義

　筆者らは最近，この分子的な実体に迫ることができたが，これには細胞内型 PLA_1 の解析が契機となった。前述した線虫の *ipla-1* のホモログとして哺乳類 には $iPLA_1\alpha$ /DDHD1/PA-PLA_1，$iPLA_1\beta$ /p125/SEC23IP，$iPLA_1\gamma$ /DDHD2 /KIAA0725pの3種類の遺伝子が存在している。このうち $iPLA_1\alpha$ と $iPLA_1\gamma$ は *in vitro* での PLA_1 活性が報告されている[25]。しかしながら，*in vitro* での PLA_1 活性はその測定条件により基質特異性が変化することが報告されている ことから，実際の細胞内においてどのようなリン脂質に作用して，どのような リゾリン脂質を産生しているのか明らかにしようと考えた。これには PLA_1 に より生じる2-アシル型リゾリン脂質の測定系が必須であった。筆者らは構造 異性体である1-アシル型リゾリン脂質と2-アシル型リゾリン脂質を区別し て，高感度に測定できるLC-MS系を構築していた[26]。2-アシル型リゾリン脂 質は，通常の有機溶媒条件や中性から塩基性の緩衝液中では不安定でアシル基 が分子内転移反応により自発的に転移（アシルマイグレーションとよばれる）し てより安定な1-アシル型リゾリン脂質に変化してしまう。2-アシル型リゾリ ン脂質の不安定性に対して酸性の溶液中ではこの転移反応が優位に抑制される ことを見出した。したがって，酸性化したメタノール中にリゾリン脂質を保持 することで，生体サンプル中の1-アシル型と2-アシル型リゾリン脂質を正確 に測定できるようになった（図3-7）。

　この方法を用いて $iPLA_1$ 過剰発現細胞の2-アシル型リゾリン脂質を解析す ることで，$iPLA_1$ の産生する2-アシル型リゾリン脂質の同定を試みた。実際 に $iPLA_1$ 過剰発現細胞の2-アシル型リゾリン脂質レベルを解析すると，過剰 発現細胞のライセートでは，PLA_1 活性は上昇しているにもかかわらず，予想 外なことに2-アシル型リゾリン脂質には大きな変動は観察されなかった。筆

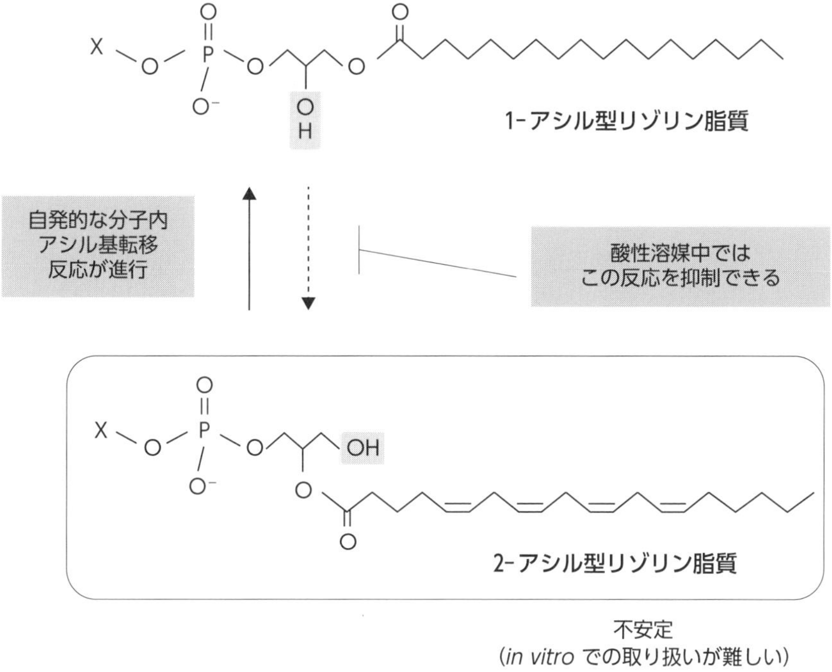

図3-7　2-アシル型リゾリン脂質の不安定性とその解消
通常の有機溶媒などでは2-アシル型リゾリン脂質は1-アシル型リゾリン脂質に速やかに転換してしまう。酸性溶媒中ではこの反応を抑制して2-アシル型リゾリン脂質を安定化できる。

者らはこの現象に直面したときに，初めて細胞内のLPLATによる2-アシル型リゾリン脂質のsn-1位のアシル化活性の存在を想定した。つまり，細胞内環境においては2-アシル型リゾリン脂質のsn-1位のアシル化活性が非常に強く効率的であるために，PLA$_1$により産生された2-アシル型リゾリン脂質が速やかにアシル化されて一定に保たれているために，2-アシル型リゾリン脂質の大きな変動が観察されなかったのではないかと仮説を立てた。この仮説を検証するために，阻害剤を用いた実験を考案した。1つ目の阻害戦略は，LPLATがアシル化反応にアシルCoAを利用することからアシルCoA合成酵素のブロードな阻害剤であるTriacsin Cを用いてアシルCoAを枯渇させるこ

とで，間接的にLPLAT反応を阻害して2-アシル型リゾリン脂質のアシル化を防ぐ方法であり，2つ目の阻害戦略として，LPLATの直接的な阻害を試みた。各LPLAT分子に対する特異的な阻害剤はほとんど存在しないが，LPLAT活性を阻害する化合物としてCI-976が知られている[27]。CI-976はもともとACAT（acyl-coenzyme A：cholesterol acyltransferase）の阻害剤として開発されたが，ACATは前述のMBOATファミリーに属していることから，CI-976はMBOATファミリーや近縁のAGPATファミリーに属するLPLATも広範に阻害するものと考えられた（図3-8）。阻害剤存在条件においてiPLA$_1$過剰発現細胞のリゾリン脂質を解析するとTriacsin C，CI-976いずれの処理条件においても劇的な2-アシル型リゾリン脂質の増加を観察した。iPLA$_1$α過剰発現細胞では極性頭部に選択性はなく，種々のリゾリン脂質が上昇した一方で，iPLA$_1$γ過剰発現細胞では2-アシル型のLPE（lysophosphatidylethanolamine（リゾホスファチジルエタノールアミン））が選択的に上昇するのが確認され，PLA$_1$のアイソフォームにより細胞内での産生基質に違いがあることが判明した。興味深いことにTriacsin CやCI-976の処置はPLA$_1$過剰発現を行っていな

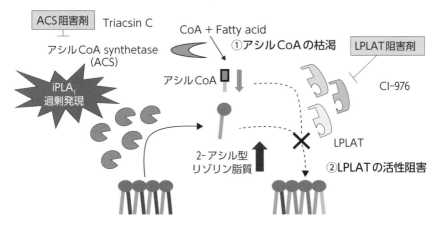

図3-8　細胞内LPLAT反応に対する阻害

細胞内の強力な2-アシル型リゾリン脂質アシル化活性に対して，
　①アシルCoAの枯渇化による間接的反応の阻害
　②LPLAT分子を広範に阻害する化合物による直接の反応阻害

いインタクトな培養細胞でもLPCを含む種々の2-アシル型リゾリン脂質の増加を惹起することから，内在性においてもPLA$_1$による2-アシル型リゾリン脂質の産生とそのアシル化反応による*sn*-1位リモデリング反応の代謝回転が活発に起こっていることが想定された。

そこで筆者らは，この2-アシル型リゾリン脂質の*sn*-1位のアシル化活性を担うLPLAT分子の同定を目指した。*sn*-1位のアシル化活性を担う分子の評価には2-アシル型リゾリン脂質を用いた*in vitro*評価系の構築が必須であったが，前述したように，2-アシル型リゾリン脂質は不安定でほとんど市販されない。そこで市販のPLA$_1$を用いて市販されるジアシルリン脂質を出発物質として，*in vitro*で2-アシル型リゾリン脂質を調製・精製して酸性化メタノール中で保存することで，評価系に用いることのできる2-アシル型リゾリン脂質を得た。実際に得られた2-アシル型リゾリン脂質に加えて，2-アシル型リゾリン脂質をあえてアシルマイグレーションさせることで得られた1-アシル型リゾリン脂質を用いて，既存のLPLAT分子であるLPCAT1，LYCATやLPCAT3のアシル基導入活性とアシル基導入位置を評価することで，LPLATのアシル基導入選択性を評価する実験系を構築した[28]。培養細胞の膜画分において2-アシル型リゾリン脂質を用いて*sn*-1位へのアシル基導入活性を評価する（図3-9）と，確かに内在性に*sn*-1位へのアシル基導入活性が存在し，この活性は先のCI-976により阻害されたことから，CI-976感受性のLPLAT分子が*sn*-1位へのアシル化に関わることが示唆された。CI-976がMBOATファミリーやAGPATファミリーのLPLATを阻害していることが想定されたため，次に，これらファミリーに属するLPLAT分子を1つずつsiRNAにより発現抑制した培養細胞の膜画分を調製して，2-アシル型リゾリン脂質に対する*sn*-1位へのアシル基導入活性を評価した。するとLPGAT1とよばれるLPLAT分子を発現抑制した際に，2-アシル型LPCに対してステアリン酸（18:0）を導入する活性が顕著に低下することを見出した。

LPGAT1はLPGに選択的なLPLATとして比較的初期に同定されたLPLATである[29]。筆者らはLPGAT1を過剰発現させた培養細胞の膜画分を用いて，

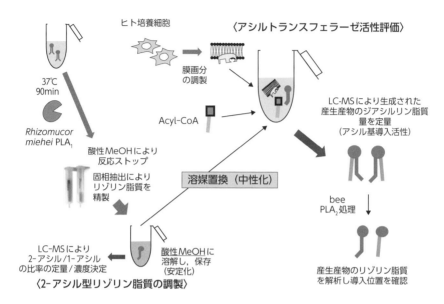

図3-9　2-アシル型リゾリン脂質の調製とsn-1位導入活性の評価

①*in vitro* PLA₁反応と固相抽出法により高純度の2-アシル型リゾリン脂質溶液を調製し，LC-MSにより正確な2-アシル型リゾリン脂質量を定量する。

②2-アシル型リゾリン脂質溶液の溶媒をassay buffer系に置換してアシルCoAと培養細胞から調製した膜画分と反応させ，生じたジアシルリン脂質量をLC-MSで定量することで活性を評価する。

③産生産物の一部を*in vitro* PLA₂反応により切断して生じるリゾリン脂質を解析することで実際にアシル基が導入された位置を確認する。

LPGAT1の基質選択性の再評価を行った。LPGAT1は主要な6種の極性頭部をもついずれのリゾリン脂質も認識したが，中でもLPC，LPE，LysoPS（lysophosphatidylserine（リゾホスファチジルセリン））に対して強い導入活性を示した。また，2-アシル型リゾリン脂質を非常によく好み，*sn*-1位に脂肪酸を導入していることがLPLAT Assayのプロダクト解析からも明らかとなった。アシルCoAは飽和型のCoAを好み，特にステアロイル（18：0）-CoAをよく認識して導入活性を示した。また，LPGAT1を発現抑制した膜画分では種々の2-アシル型リゾリン脂質に対する*sn*-1位への導入活性が減弱したことから，内在性の活性においてもLPGAT1の寄与が大きいことが確認された。

LPGAT1を発現抑制または欠損した培養細胞では36：1（18：0/18：1）PCやPEなどステアリン酸（18：0）を含有するリン脂質の低下が，LC-MS解析から明らかとなった。このことからも，LPGAT1がPCやPEのsn-1位にステアリン酸（18：0）を導入するLPLAT分子であることが想定された。

　LPGAT1が作り出すステアリン酸（18：0）含有リン脂質のもつ機能を探索する目的で，LPGAT1発現抑制細胞において種々のオルガネラを観察すると，LPGAT1発現抑制細胞では顕著にミトコンドリアが断片化する様子が観察された（図3-10）。このミトコンドリア形態は，LPGAT1欠損細胞でも観察された。ミトコンドリアは分裂と融合を繰り返すオルガネラであり，その制御は分裂因子と融合因子により規定されている。LPGAT1欠損細胞においてもこれら因子の発現レベルに変化はみられなかったが，分裂因子であるDrp1のミトコンドリア局在が増加していた。ミトコンドリアの機能評価のために酸素消費速度を測定したが，顕著な変化は認められなかったが，呼吸鎖複合体の発現レベルの増加傾向が観察されることからも，代償的にミトコンドリア機能を亢進させている可能性が想定された。興味深いことに，飽和脂肪酸を含有するリン脂質やPAは，Drp1を負に制御してミトコンドリアの分裂を抑制することが報告されている[30]。また，パルミチン酸（16：0）からステアリン酸（18：0）への伸長を担うELOVL6の欠損でも同様のミトコンドリアの断片化が観察され，ステアリン酸（18：0）がミトコンドリア表現型を回復させることも報告されている[31]。筆者らの知見も含めると，実際にはステアリン酸（18：0）含有リン脂質の形成がミトコンドリアの形態や機能を制御するキー分子であると考えられる。また，予備的知見であるが，細胞内型のPLA$_1$であるiPLA$_1$γの発現抑制や欠損細胞でもミトコンドリアの断片化が観察されることから，リン脂質のsn-1位のリモデリング機構そのものがミトコンドリアの形態制御に大きく寄与していることも想定される。現在までのところ，ミトコンドリアの形態や機能へsn-1位のリモデリング機構やステアリン酸（18：0）含有リン脂質がどのように寄与しているのかその詳細なメカニズムは不明であるが，今後，膜タンパクの網羅的なプロテオミクスなどを通じて，ステアリン酸（18：0）

①ヒト培養細胞での解析

Negative Control
siRNA

LPGAT1 siRNA #1

LPGAT1 siRNA #2

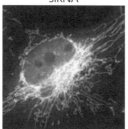 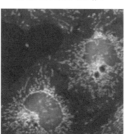 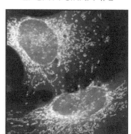

②欠損マウスでの解析

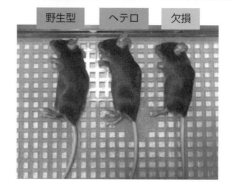

野生型　　ヘテロ　　欠損

③欠損ゼブラフィッシュでの解析

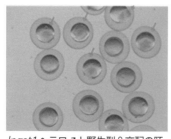 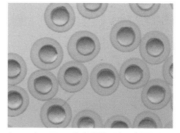

lpgat1 ヘテロ♂と野生型♀交配の胚　　　　*lpgat1* ヘテロ♀と野生型♂交配の胚

図3-10　LPGAT1の機能抑制・欠失による表現型

①LPGAT1発現抑制HeLa細胞ではミトコンドリアの断片化が観察される。
②LPGAT1欠損マウスは生育不良を示し，身体が小さい。
③LPGAT1ヘテロ欠損の♂ゼブラフィッシュの交配では発生異常をきたす胚が多数観察される。

リン脂質が制御するタンパク因子の同定によりその全容が明らかにされること
が期待される。

　筆者らは個体レベルでのLPGAT1の機能やステアリン酸（18：0）含有リン
脂質の機能解析も進めている。LPGAT1欠損マウスは出生可能であったが，
成体にまで成長できる個体は約半数であり，低体重傾向で寿命も短いことがわ
かった（図3-10）。主要な臓器においては顕著な異常が認められないことから，
これら表現型が生じる原因は不明である。LPGAT1欠損マウスの全身組織の
リン脂質解析を行うと，ほとんどすべての組織において，PC，PE，PSのステ
アリン酸（18：0）含有分子種が顕著に低下していた。また，LPGAT1を欠損
したゼブラフィッシュを作製すると，欠損個体では同様のステアリン酸（18：
0）含有リン脂質の低下が観察され，ゼブラフィッシュでは成体に至る前にす
べての個体が致死であった。また，lpgat1ヘテロ欠損個体でも表現型が観察さ
れ，雄個体では異常な精子が生じ，受精後に発生が停止する胚が多く観察され
た（図3-10）。ゼブラフィッシュは哺乳類と比較して高度不飽和脂肪酸を多く
含有しており，これらとステアリン酸（18：0）のバランスが重要なのかもし
れない。表現型の種類や強さが生物種により異なるのは興味深い。このような
解析からLPGAT1は個体レベルでステアリン酸（18：0）含有リン脂質形成の
重要な因子であり，ステアリン酸（18：0）含有リン脂質は個体機能を維持す
るために必須のリン脂質であることがわかった。先に述べたLYCAT KOマウ
スでは顕著な生育異常を示さないが，LCLAT1とLPGAT1はともにsn-1位へ
のステアリン酸（18：0）取り込みに寄与しており，PIへのステアリン酸（18：
0）の取り込みとPC，PE，PSへのステアリン酸（18：0）の取り込みにより表
現型の違いが生じていると考えられることから，極性頭部と脂肪酸鎖の組み合
わせで生じるリン脂質分子種特異的に機能が異なることが強く示唆される。今
後もLPGAT1により形成されるステアリン酸（18：0）含有リン脂質が，その
機能がどのように発揮されているのか詳細なメカニズムに迫っていきたい。

6. おわりに

　リン脂質は細胞膜を構成する基本因子であり，その重要性からは古くから研究が進展してきた。最近になりようやくLPLAT分子が同定されることにより，特定の脂肪酸組成をもったリン脂質分子種を操作できるようになったことで，リン脂質そのものだけでなく脂肪酸組成を考慮したリン脂質の分子種の重要性が提唱されるようになった。しかしながら，個々のリン脂質分子種の機能や関連するタンパク質をどのように制御しているのかなど，解決すべき課題が数多く残されている。近年の質量イメージング技術の進歩により，特定の脂肪酸組成をもつリン脂質が特定の組織に限局して存在していることが明らかになってきた。今後，その組織の固有の機能を発揮するのに寄与するリン脂質分子種が同定され，リン脂質分子種が多彩な細胞機能を制御していることが明らかにされる日もそう遠くないと考えられる。究極的には，オルガネラやマイクロドメインでのリン脂質分子種の分布とその機能の解明が期待される。

文　献

1) Kennedy E. P., Weiss S. B.: The Function of Cytidine Coenzymes in the Biosynthesis of Phospholipides. J Biol Chem 1956; 222; 193-214.

2) Lands W. E.: Metabolism of Glycerolipides; A Comparison of Lecithin and Triglyceride Synthesis. J Biol Chem 1958; 231; 883-888.

3) Lands W. E. & Hart P.: Metabolism of Glycerolipides; VI. SPECIFICITIES OF ACYL COENZYME A: PHOSPHOLIPID ACYLTRANSFERASES. J Biol Chem 1965; 240; 1905-1911.

4) Coleman J.: Characterization of Escherichia coli cells deficient in 1-acyl-sn-glycerol-3- phosphate acyltransferase activity. J Biol Chem 1990; 265; 17215-17221.

5) Kume K. & Shimizu T.: cDNA Cloning and Expression of Murine 1-acyl-sn-glycerol-3-phosphate Acyltransferase. Biochem Biophys Res Commun 1997; 237;

663–666.

6) Nakanishi H., Shindou H., Hishikawa D. et al.: Cloning and Characterization of Mouse Lung-Type acyl-CoA:lysophosphatidylcholine Acyltransferase 1 (LPCAT1). Expression in Alveolar Type II Cells and Possible Involvement in Surfactant Production. J Biol Chem 2006; 281; 20140–20147.

7) Harayama T., Eto M., Shindou H. et al.: Lysophospholipid Acyltransferases Mediate Phosphatidylcholine Diversification to Achieve the Physical Properties Required in Vivo. Cell Metab 2014; 20; 295–305.

8) Friedman J. S., Chang B., Krauth D. S. et al.: Loss of lysophosphatidylcholine acyltransferase 1 leads to photoreceptor degeneration in rd11 mice. Proc Natl Acad Sci USA 2010; 107; 15523–15528.

9) Shindou H., Hishikawa D., Nakanishi H. et al.: A single enzyme catalyzes both PAF production and membrane biogenesis of inflammatory cells: cloning and characterization of acetyl-CoA:lyso-PAF acetyltransferase. J Biol Chem 2007; 282; 6532–6539.

10) Morimoto R., Shindou H., Oda Y. et al.: Phosphorylation of lysophosphatidylcholine acyltransferase 2 at Ser34 enhances platelet-activating factor production in endotoxin-stimulated macrophages. J Biol Chem 2010; 285; 29857–29862.

11) Hishikawa D., Shindou H, Kobayashi S. et al.: Discovery of a novel lysophospholipid acyltransferase family essential for membrane asymmetry and diversity. Proc Natl Acad Sci USA 2008; 105; 2830–2835.

12) Hashidate-Yoshida T., Harayama T., Hishikawa D. et al.: Fatty acyl-chain remodeling by LPCAT3 enriches arachidonate in phospholipid membranes and regulates triglyceride transport. eLife 2015; 4; e06328.

13) Rong X., Wang B., Dunham M. M. et al.: Lpcat3-dependent Production of Arachidonoyl Phospholipids Is a Key Determinant of Triglyceride Secretion. eLife 2015; 4; e06557.

14) Lee H. C., Inoue T., Imae R. et al.: C. elegans mboa-7, a member of the MBOAT family, is required for selective incorporation of polyunsaturated fatty acids into phosphatidylinositol. Mol Biol Cell 2008; 19; 1174–1184.

15) Lee H. C., Inoue T., Sasaki J. et al.: LPIAT1 regulates arachidonic acid content in

phosphatidylinositol and is required for cortical lamination in mice. Mol Biol Cell 2012; 23; 4689-4700.

16) Tanaka Y., Shimanaka Y., Caddeo Andrea. et al.: LPIAT1/MBOAT7 Depletion Increases Triglyceride Synthesis Fueled by High Phosphatidylinositol Turnover. Gut 2020; 0; 1-14.

17) Shindou H., Koso H., Sasaki J. et al.: Docosahexaenoic acid preserves visual function by maintaining correct disc morphology in retinal photoreceptor cells. J Biol Chem 2017; 292; 12054-12064.

18) Iizuka-Hishikawa Y., Hishikawa D., Sasaki J. et al.: Lysophosphatidic acid acyltransferase 3 tunes the membrane status of germ cells by incorporating docosahexaenoic acid during spermatogenesis. J Biol Chem 2017; 292; 12065-12076.

19) Thompson W., Belina H. et al.: Rapid Accumulation of Diacyl Lipid in Rat Liver Microsomes by Selective Acylation of 2-acyl-sn-glycero-3-phosphorylserine. Biochim Biophys Acta 1986; 876; 379-386.

20) Nakagawa Y., Rüstow B., Rabe H. et al.: The De Novo Synthesis of Molecular Species of Phosphatidylinositol From Endogenously Labeled CDP Diacylglycerol in Alveolar Macrophage Microsomes. Arch Biochem Biophys 1989; 268; 559-566.

21) Kanamori T., Inoue T., Sakamoto T. et al.: β-Catenin asymmetry is regulated by PLA1 and retrograde traffic in C. elegans stem cell divisions. EMBO J 2008; 27; 1647-1657.

22) Imae R., Inoue T., Kimura M. et al.: Intracellular PLA1 and Acyltransferase, Which Are Involved in Caenorhabditis elegans Stem Cell Divisions, Determine the sn-1 fatty acyl Chain of Phosphatidylinositol. Mol Biol Cell 2010; 21; 3114-3124.

23) Imae, R., Inoue, T., Nakasaki Y. et al.: LYCAT, a homologue of C. elegans acl-8, acl-9 and acl-10, determines the fatty acid composition of phosphatidylinositol in mice. J Lipid Res 2012; 53; 335-357.

24) Guédard M. L., Bessoule J. J., Boyer V. et al.: PSI1 is responsible for the stearic acid enrichment that is characteristic of phosphatidylinositol in yeast.FEBS J 2009; 267; 6412-6424.

25) 中永景太，井上飛鳥，青木淳賢：ホスホリパーゼA_1の構造と機能．オレオサイエンス，2003；13（10）；493-500.

26) Okudaira M., Inoue A., Shuto A. et al.: Separation and Quantification of 2-acyl-1-lysophospholipids and 1-acyl-2-lysophospholipids in Biological Samples by LC−MS/MS. J Lipid Res 2014; 55; 2178−2192.

27) Drecktrah D., Chambers K., Racoosin E. L. et al.: Inhibition of a Golgi Complex Lysophospholipid Acyltransferase Induces Membrane Tubule Formation and Retrograde Trafficking. Mol Biol Cell 2003; 14; 3459−3469.

28) Kawana H., Kano, K.,Shindou H.et al.: An accurate and versatile method for determining the acyl group-introducing position of lysophospholipid acyltrans ferases. BBA Mol Lipids 2019；1864；1053-1060.

29) Yang Y., Cao J., Shi Y. et al.: Identification and Characterization of a Gene Encoding Human LPGAT1, an Endoplasmic Reticulum-associated Lysophosphati-lglycerol Acyltransferase. J Biol Chem 2004; 279; 55866−55874.

30) Adachi Y., Itoh K., Yamada T. et al.: Coincident Phosphatidic Acid Interaction Restrains Drp1 in Mitochondrial Division. Mol Cell 2016; 63; 1034−1043.

31) Senyilmaz D., Virtue S., Xu X. et al.: Regulation of mitochondrial morphology and function by Stearoylation of TfR1. Nature 2015; 525; 124−128.

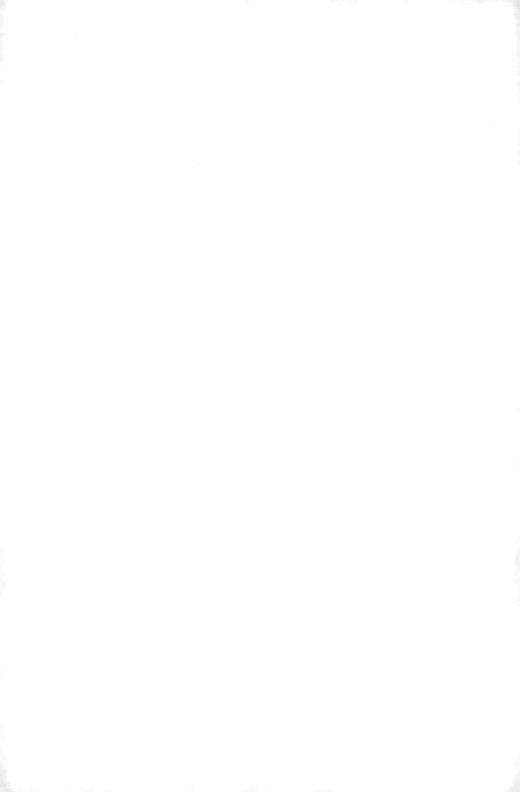

第4章　スフィンゴリン脂質の食品機能

菅原　達也*

1. はじめに

　リン脂質はその骨格となる化学構造から，グリセロリン脂質とスフィンゴリン脂質に大別できる。スフィンゴリン脂質は，スフィンゴイド塩基と脂肪酸がアミド結合したセラミド骨格を有するスフィンゴ脂質の一種である。1884年にJ. L. W. Thudichumによって脳から単離されたことがスフィンゴ脂質研究の始まりといわれている。極性基を有するスフィンゴ脂質は，スフィンゴリン脂質とスフィンゴ糖脂質に大別される。スフィンゴ脂質はすべての真核生物と一部の原核細胞に存在する細胞膜の構成脂質である。細胞膜上でコレステロールと会合することで脂質ラフトとよばれるマイクロドメインを形成し，細胞内外の情報伝達に深く関わることなどから，その生物機能に関する研究が精力的に進められてきている[1]。自然界に広く分布しており，私たちが日常的に摂取している食品にもスフィンゴ脂質が含まれている。しかしながら，ほかの脂質成分に比べると食品成分や栄養素としてはあまり注目されてこなかったため，その情報は十分とはいえない。近年の研究成果によって，その謎が少しずつ明らかにされてきている。本章では，哺乳動物に主要な「スフィンゴミエリン

＊　京都大学大学院農学研究科

（SM）」を中心に，化学構造や分布，含有量，消化と吸収，機能性などについて，食品成分としての視点から解説する。

2．スフィンゴリン脂質について

（1）化学構造

　スフィンゴ脂質とは，長鎖アミノアルコールであるスフィンゴイド塩基を骨格成分とする脂質の総称である（図4-1）。ヒトを含む哺乳動物に主要なスフィンゴイド塩基は，炭素数18で4位にトランスの二重結合をもつスフィンゴシン（2-アミノ4-オクタデセン-1,3-ジオール，d18：1）であり，飽和型スフィンガニン（ジヒドロスフィンゴシン，d18：0）とトリヒドロキシ型フィトスフィンゴシン（t18：0）も存在する（略号について，dはジヒドロキシ，tはトリヒドロキシを表し，それに続き脂肪酸の表記と同じように，炭素数と二重結合数を表している）。しかしながら，脂肪酸に多様な分子種があるように，炭素数や二重結合の数が異なるスフィンゴイド塩基も自然界には存在し，生物種によって分子種の構造や組成に特徴がある[2]。

　スフィンゴイド塩基（スフィンゴシン）と脂肪酸がアミド結合した構造がセラミドである。自然界でのセラミドの存在量はわずかであり，一般的には1位の水酸基に極性基が結合した複合スフィンゴ脂質として存在する。極性基が糖からなるものはスフィンゴ糖脂質であり，グルコシルセラミドやガラクトシルセラミドなどのように糖が1分子結合したもの以外にも，ガングリオシドなどの複雑な糖鎖を有するものもあり，その分子構造は多様である。

　一方，スフィンゴリン脂質については，リン酸コリンが結合したスフィンゴミエリンが最も一般的なものであり，哺乳動物などの脊椎動物では主要なものとなる。加えて，無脊椎動物や微生物の一部には，リン酸エタノールアミンが結合したセラミドホスホエタノールアミン（CPE）をもつものもあり，哺乳動物にも極微量含まれている（図4-2）[3]。また，真菌類や植物にはイノシトールホスホセラミド（IPC）やさらに糖鎖の結合したグリコシルイノシトールホス

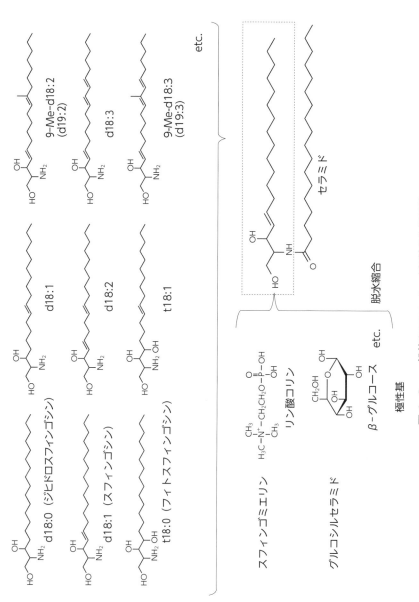

図4-1　一般的なスフィンゴ脂質の化学構造

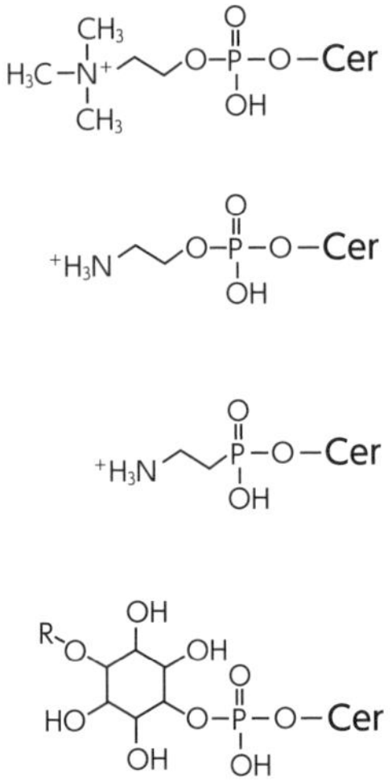

スフィンゴミエリン（SM）

セラミドホスホエタノールアミン（CPE）

セラミド2-アミノエチルホスホン酸（CAEP）

・R=Hの場合
　イノシトールホスホセラミド（IPC）

・R=グルクロン酸を介した糖鎖の場合
　グリコシルイノシトールホスホセラミド（GIPC）

図4-2　生物界に存在するスフィンゴリン脂質

ホセラミド（GIPC）が存在する[4]。IPCやGIPCの場合には，構成スフィンゴイド塩基はトリヒドロキシ型，構成脂肪酸はα-ヒドロキシ脂肪酸が主要である。また，リン酸基を含む脂質をリン脂質と定義するならば，厳密な意味では異なるが，軟体動物などには極性基の構造に炭素とリン原子が共有結合しているCP化合物をもつスフィンゴホスホノ脂質も含まれており，セラミド2-アミノエチルホスホン酸（CAEP）とその誘導体が知られている[5]。

(2) 代謝経路

スフィンゴ脂質の生合成経路の初発反応は，セリンパルミトイル転移酵素（SPT）によるL-セリンとパルミトイルCoAの縮合反応である（図4-3)。その結果，生成した3-ケトスフィンガニン（3-ケトジヒドロスフィンゴシン）がスフィンガニン（ジヒドロスフィンゴシン）となり，セラミド合成酵素（CERS）によってアシルCoA由来の脂肪酸がスフィンガニンのアミノ基に転移することでジヒドロセラミドが生成する。CERSには6種類のアイソフォームが知られており（CERS1-6)，脂肪酸鎖長などの特異性が異なっている[6]。ジヒドロセラ

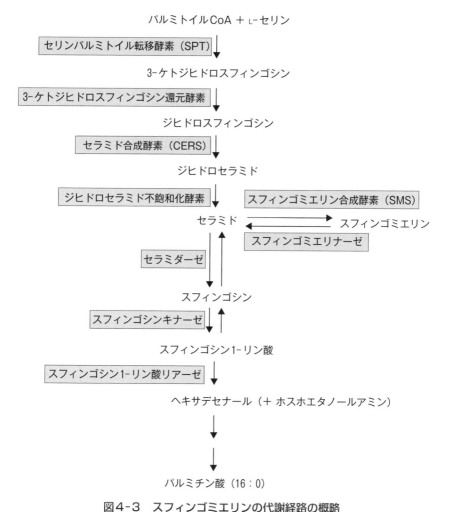

図4-3　スフィンゴミエリンの代謝経路の概略

ミドは，ジヒドロセラミド不飽和化酵素の作用により，4位に二重結合が挿入
され，セラミドへと変換される。これらの反応は小胞体の細胞質側で起こり，
合成されたセラミドはCERTとよばれるタンパク質によってゴルジ体に運ば
れ，スフィンゴミエリンに変換される[7]。スフィンゴミエリン合成酵素（SMS）
によって，セラミドにホスファチジルコリン（PC）のリン酸コリンが転移され

ることでスフィンゴミエリンが生じる。SMSには2つのアイソフォームが存在し（SMS1，2），SMS1はゴルジ体，SMS2は形質膜に局在している。

また，スフィンゴミエリンはリソソームで酸性スフィンゴミエリナーゼによって，セラミドに分解される（図4-3）。この酵素遺伝的欠損は，リソソームにスフィンゴミエリンが蓄積するニーマン・ピック病として知られている。リソソームにおける分解で生じたセラミドは，酸性セラミダーゼによってスフィンゴイド塩基と脂肪酸に分解される。一般的なスフィンゴイド塩基であるスフィンゴシンの異化経路の初発反応は，スフィンゴシンキナーゼによるリン酸化であり，スフィンゴシン1-リン酸となる。さらに，スフィンゴシン1-リン酸リアーゼの作用によって分解され，ホスホエタノールアミンとアルデヒド（ヘキサデセナール）が生じる[8]。

ヘキサデセナールがパルミチン酸（16：0）へと酸化変換されるとき，飽和化反応がどの時点で起こるのかは不明であったが，ヘキサデセナールがヘキサデセン酸へとまず酸化され，次いでヘキサデセノイルCoAとなった後に，飽和化されることが明らかとなっている[9]。飽和型スフィンガニンの場合には，ヘキサデカナールからパルミチン酸（16：0）が生じるが，トリヒドロキシ型であるフィトスフィンゴシンの場合には，同様の反応を受けるものの，3つの水酸基を有するため，2-ヒドロキシパルミチン酸を生じ，α酸化によってペンタデカン酸（15：0）に変換されることが示されている[10]。それ以外のスフィンゴイド塩基，特にジエンやトリエン型について，哺乳動物での異化経路に関する詳細は不明である。

3．食品成分としてのスフィンゴリン脂質

食品中に含まれるスフィンゴリン脂質は，牛乳，卵，畜肉などの畜産物に含まれるスフィンゴミエリンが主要なものである。例えば，牛乳100mL中には4〜12mg程度，畜肉では25〜40mg/100g，卵では80〜170mg/100g程度のスフィンゴミエリンがそれぞれ含まれている[11]。一般的には，ウシやブタよ

りもニワトリのほうが含有量が多いようである。チーズやバターなどの乳製品では，水分が減少することで乳脂肪分が増加するために，スフィンゴミエリン含有量も 25 〜 40 mg/100 g と増加する[12]。水産物について，サケ，ニシン，タラ，カレイなどの魚類で 6 〜 14 mg/100 g 程度である[13]。また，魚類以外の無脊椎動物では，ロブスターにはスフィンゴミエリンが約 50 mg/100 g 含まれている[14]。イカ（外套膜）の場合，CAEP 含有量がおよそ 50 〜 280 mg/100 g であるが，スフィンゴミエリン含有量もそれに匹敵する[15]。一方，貝類の CAEP 含有量は 40 〜 70 mg/100 g 程度であり[14]，スフィンゴミエリンを含むものと含まないものがあるとされている[16]。また，ウニには CPE が含まれているが，6 mg/100 g 程度と含有量は少ない[14]。

　スフィンゴミエリンの分子種組成は素材によって大きく異なる。畜肉中スフィンゴイド塩基の 80 〜 90 ％がスフィンゴシン（d18：1）であるが，スフィンガニン（d18：0）やフィトスフィンゴシン（t18：0）も含まれており，植物に一般的な d18：2 や t18：1 も検出されている[17]。構成脂肪酸は炭素数 16 〜 18 のものが 70 ％程度を占め，残りは炭素数 26 までの極長鎖脂肪酸である。鶏卵のスフィンゴミエリン分子種はきわめてシンプルであり，スフィンゴシンにパルミチン酸（16：0）が結合したもの（d18：1/16：0）が 90 ％以上である[18]。

　一方，牛乳にはより複雑な分子種が含まれており，構成スフィンゴイド塩基として d18：1 のほかに，d17：1 や d16：1 も相当量存在し，脂肪酸も炭素鎖 22 以上のものが多い[19]。また，水産物では魚類の場合も脂肪酸組成が特徴的であり，22：1 や 24：1 といった極長鎖一価不飽和脂肪酸の割合が高い[13]。貝やイカなどの軟体動物では，脂肪酸組成についてはシンプルであり，パルミチン酸（16：0）やステアリン酸（18：0）などの飽和脂肪酸に富むが，スフィンゴイド塩基に特徴があり，d18：1 以外の特異なスフィンゴイド塩基として，d16：1，d18：2，d18：3，d19：3 などを多く含む[14,15,20]。

　スフィンゴ脂質の摂取量は，アメリカ人の場合，食品素材の消費量から換算して 1 日当たり 300 〜 400 mg と算出されており，食品全体の摂取量に対して 0.01 〜 0.02 ％程度に相当する[11]。このとき，スフィンゴミエリンは全スフィン

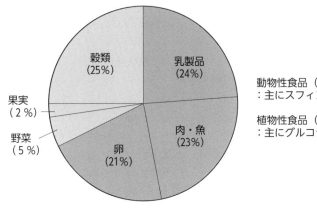

図4-4　アメリカにおけるスフィンゴ脂質摂取の由来となる食品素材の割合

（文献11より）

ゴ脂質のうち約2/3を占める（図4-4）。一方，日本人の1日当たりの摂取量
は，食事を直接分析した値からスフィンゴミエリン（CAEPを含む）15〜
220mgと示されており，摂取カロリーや食事メニューの違いに大きく依存す
る[21]。

4．スフィンゴリン脂質の消化と吸収

（1）消　　化

　経口摂取されたスフィンゴミエリンは，小腸内での消化によって，リン酸コ
リン，脂肪酸，スフィンゴイド塩基といった構成単位へと加水分解され，小腸
上皮細胞を介して体内へと吸収されることが古くから知られている（図4-5）。
しかしながら，一般的に食品に含まれているトリアシルグリセロール（TAG）
やホスファチジルコリン（PC）のようなグリセロ脂質と比較すると，その消化
効率はあまりよくない。まず，小腸上皮細胞に発現しているスフィンゴミエリ
ナーゼによって，スフィンゴミエリンはセラミドとリン酸コリンに加水分解さ
れる[22,23]。スフィンゴミエリナーゼは，至適pHの違いから酸性，中性，アル
カリ性の3つの酵素に分類されるが，小腸でスフィンゴミエリン消化に関わる

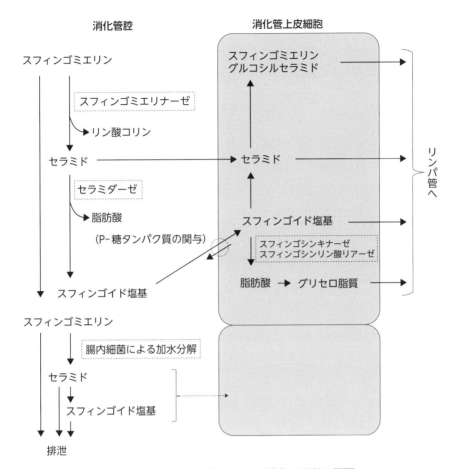

図4-5　スフィンゴミエリンの消化・吸収の概要

酵素は，アルカリ性スフィンゴミエリナーゼであり，至適はpH8.5〜9.5である。空腸部の上皮細胞における微絨毛部に強く発現しており，タウロコール酸やタウロケノデオキシコール酸などの一次胆汁酸によって活性化することや，c末端側にトリプシンの加水分解を受ける配列があり，消化管腔内に遊離できることなどから，スフィンゴミエリンは小腸の管腔内で消化されると考えられている[24]。一方，イカや貝などの水産物に特有なCAEPもまた同様に消化され，2-アミノエチルホスホン酸（AEP）とセラミドを生じる。この場合，ス

フィンゴミエリンの消化と比較して，中性ではより速やかに極性基とセラミドに加水分解されることから，アルカリ性スフィンゴミエリナーゼ以外の消化酵素の関与に興味がもたれるが，生じたAEPの吸収も含めて，その詳細は不明である[25]。

　消化で生じたセラミドは，中性セラミダーゼの作用によって，スフィンゴイド塩基と遊離脂肪酸に分解される。中性セラミダーゼは，十二指腸，空腸，回腸といった小腸の広範囲で発現しており，遺伝子欠損モデルマウスの解析から*Ash2*遺伝子であることが同定されている[26]。胆汁酸が共存すると活性が増強することや，小腸粘膜上皮細胞で発現していること，生理的な胆汁酸濃度で小腸粘膜から抽出されること，トリプシンやキモトリプシンといった消化酵素に対して耐性を示すことなどから，中性セラミダーゼは小腸の管腔内でのセラミドの消化に関与することが示されている[27,28]。

（2）吸　　収

　哺乳動物に主要なスフィンゴイド塩基であるスフィンゴシンの一部は，小腸上皮細胞から吸収された後，再びスフィンゴ脂質（スフィンゴミエリン，グリコシルセラミド，セラミドなど）に利用されるが，大部分は前述のようにリン酸化を介して代謝変換（異化）されて脂肪酸となり（図4-5），グリセロ脂質に組み込まれてリンパ管を介して吸収される[29,30]。小腸ではスフィンゴシン異化に関わる酵素の発現と活性がほかの臓器に比べて高い[31,32]。ラットの場合，吸収されたスフィンゴシンの50〜70％，ジヒドロスフィンゴシン（スフィンガニン）の約90％は，リンパ液中のトリアシルグリセロール画分に取り込まれることが示されている[29]。

　しかしながら，経口摂取されたスフィンゴ脂質の体内への吸収率は，グリセロ脂質などのほかの脂質と比べるとかなり低い。スフィンゴミエリンを経口投与したラットのリンパカニュレーション法では，投与後24時間のリンパへの回収率は，脂肪酸部分で最大60％，スフィンゴシン部分では10％に満たない[29]。スフィンゴミエリンの吸収率の低さの理由として，消化されにくいこ

とが考えられる。ラベル化したスフィンゴミエリンをマウスに投与した場合，90分後には投与量に対する12％程度が大腸にまで到達する[33]。

　ラットの場合でも，経口投与したスフィンゴミエリンの33〜45％が糞中に排泄され，そのうちの50％以上が未分解であり，残りはセラミドやスフィンゴシンである[34]。

　一方，ラットのリンパカニュレーション法によって，スフィンゴミエリン投与後のリンパ液から検出されたセラミド分子種の組成が，投与したスフィンゴミエリンのセラミド構造の組成に酷似していることが示されている[19]。このことから，一部のセラミドは消化されずにそのまま小腸から吸収される可能性がきわめて高い。スフィンゴイド塩基にまで消化されるものとセラミドのまま吸収されるものの割合など，その詳細については不明である。また，スフィンゴイド塩基の吸収について，ヒト小腸上皮モデル細胞（Caco-2）やラットを用いた検討では，スフィンゴシン以外のスフィンゴイド塩基は，スフィンゴシンよりも吸収されにくいことが示されており，その選択性にはP-糖タンパク質が関わることが示唆されている[35,36]。

5．スフィンゴリン脂質の様々な食品機能

（1）皮膚バリア機能向上作用

　角層に多く含まれているセラミドが皮膚バリア機能に深く関わることから，スフィンゴ脂質の経口摂取による皮膚機能への影響が注目されている。皮膚は外側から，表皮，真皮，皮下組織に大別され，表皮層がいわゆる皮膚のバリア機能を担う。表皮層は主に表皮角化細胞（ケラチノサイト）からなり，内側から基底層，有棘層，顆粒層へと外側に移動しながら分化し，最終的には脱核して死んだ細胞によって角層（角質層）が形成される（終末角化）。ケラチノサイトは，分化の後期（顆粒層）に多様な分子種のセラミドを大量に産生し，終末角化の際に細胞外にセラミドを含む脂質を放出する（角質細胞間脂質）。セラミドは角質細胞間脂質の約50％を占め，ラメラ構造の形成に寄与することで，

皮膚バリア機能を担う[37]。加齢やアトピー性皮膚炎などによって表皮セラミドが減少し、バリア機能が低下するといわれている[38,39]。中でもω-ヒドロキシ脂肪酸を含むセラミドは、哺乳動物の表皮に特有の成分であり、バリア機能に重要と考えられる[40]。

　様々な素材由来のスフィンゴ糖脂質（主に植物由来グルコシルセラミド）について、ドライスキン様モデルマウスを用いた実験やヒト試験での皮膚バリア機能改善効果が報告されている[41-43]。スフィンゴリン脂質についても、牛乳由来スフィンゴミエリンによって同様の効果が見出されている。動物実験では、ドライスキン様モデルマウスに対して飼料中にスフィンゴミエリンとして0.1%、正常マウスに対して0.027%となるように、牛乳由来スフィンゴミエリン濃縮物を配合することで、それぞれ経皮水分蒸散量の低下や角層水分量の増加など、皮膚バリア機能の改善効果が示されている[44,45]。また、ヒト試験においても同様の濃縮物を用い、スフィンゴミエリンとして1日5mgの9週間摂取で、角層水分量の増加が認められている[46]。

　動物実験から、スフィンゴ脂質摂取による表皮のセラミド合成酵素の発現上昇が確認されており、内因性スフィンゴ脂質の合成促進が皮膚バリア機能向上作用の機構の1つと推測される[42]。特に表皮ω-ヒドロキシセラミド量が増加し、皮膚の炎症が抑制されることが報告されている[45]。一方で、放射性同位体標識を用いた検討では、マウスにスフィンゴミエリンを経口投与し、24時間後には、投与量の0.1%程度が主にスフィンゴミエリンとして真皮と表皮に、角質層では投与量の0.01%程度が主にセラミドとして、それぞれ存在することも報告されている[47]。

　スフィンゴミエリンのみならずグルコシルセラミドを含めたスフィンゴ脂質は、それらの詳細な化学構造にはほとんど依存せず、ほぼ同様に皮膚での効果を発揮することから、体内で生じる共通の代謝物が効果を発揮する可能性も推定される。その詳細なメカニズムについて、科学的な根拠を見出すことが今後の重要な課題といえる。

（2）大腸がん抑制作用

　スフィンゴ脂質の食品機能性研究における1つのターニングポイントとして，1994年にMerrillらの研究グループによって報告された薬剤誘発モデル動物におけるスフィンゴミエリンの大腸がん（大腸腺腫）抑制作用があげられる[48]。その後，グルコシルセラミドやガングリオシドなど様々なスフィンゴ脂質についても同様の効果が示されている[49-51]。その作用機序の一部として，消化管内で生じたセラミドやスフィンゴイド塩基ががん細胞にアポトーシスを誘導することが推測される。スフィンゴミエリンの経口摂取によって消化管内で生じるセラミドやスフィンゴシンが，大腸腺腫によって生じたβ-カテニンの細胞内局在の破たんを正常化することによって，大腸がん細胞の増殖を抑制し，アポトーシスを引き起こすことが示されている[50]。

（3）脂質吸収抑制による血中脂質低下作用

　スフィンゴミエリンは，コレステロールとの親和性が高いため，その腸管吸収を濃度依存的に抑制することが動物実験や培養細胞の実験で示されている[52-55]。また，その強度は脂肪酸組成の影響を受け，牛乳由来スフィンゴミエリンは，鶏卵由来のものよりも強力な作用を示すが，その理由として，共存する脂質成分との強力な疎水性相互作用による可能性が考えられている[55]。スフィンゴミエリンの消化の過程で生じるセラミドやスフィンゴシンもまた，コレステロールや脂肪酸の吸収を阻害する[56-58]。

　食事由来スフィンゴミエリンは，脂質吸収阻害作用により，血清脂質を低下させることも報告されている。高脂血症となるマウス（APOE*3Leiden）にコレステロールを含む高脂肪食と様々なタイプのスフィンゴ脂質（鶏卵由来スフィンゴミエリン，セラミド，スフィンゴシン，フィトスフィンゴシン）を摂取させた試験において，飼料中にスフィンゴ脂質を0.2〜0.4％配合することによって，血漿コレステロールとトリアシルグリセロールが20％以上低下する[56]。また，遺伝的に肥満を起こすZucker fattyラットにおいて，0.5％鶏皮由来スフィンゴミエリン含有飼料の4週間摂取により，血漿non-HDLコレステロー

ルの有意な低下が報告されている[59]。同様に遺伝的に肥満となるKK-Ayマウスに対して，牛乳由来精製スフィンゴミエリンを飼料中に1％添加することで，血漿non-HDLコレステロールの有意な低下が認められ，糞中の脂質とコレステロールの排泄量が増加したことも報告されている[60]。

　臨床試験からも，食事由来スフィンゴ脂質による脂質異常症改善の可能性が示されている。メタボリックシンドロームの成人男性に対して，フィトスフィンゴシンの4週間投与（1g/日）は，有意に血漿LDLコレステロールを下げることが報告されている[61]。また，1日当たり40gの乳脂摂取によって，体重超過の成人におけるLDLコレステロールが有意に低下することが示されており，乳脂肪球皮膜のスフィンゴミエリンによる効果と考えられる[62]。一方，健常成人における精製スフィンゴミエリンの1g/日2週間の摂取によって，non-HDLコレステロール濃度やコレステロール吸収は変化がないものの，HDLコレステロールの有意な増加が確認されている[63]。

（4）非アルコール性脂肪肝（NAFLD）に対する影響

　スフィンゴミエリンの摂取は，前述のように脂質の吸収を抑制することから，肝臓の脂質取り込みと蓄積を防ぐために有用と考えられ，実験動物モデルの脂肪肝（NAFLD）予防に有用である可能性が示されている。0.6％または1.2％の鶏卵由来スフィンゴミエリンを添加したコレステロール含有高脂肪食で4週間飼育したマウスでは，肝臓の全脂質とコレステロールが低下し，脂肪酸合成に関わる遺伝子発現の有意な低下と関連していることが示されている[64]。また，0.25％牛乳由来スフィンゴミエリンを含む高脂肪食では，4週間後に肝臓トリアシルグリセロールが低下することが報告されている[65]。さらに，ラードを用いた高脂肪食に0.1％牛乳由来または鶏卵由来のスフィンゴミエリンを添加して10週間供与したとき，マウスの脂肪肝と脂肪組織の炎症の進展が有意に抑制され，肝臓ステアロイル-CoA不飽和化酵素1の発現低下が認められている[66]。

（5）プレバイオティクスの可能性

　スフィンゴ脂質は消化や吸収を受けにくく，下部消化管に効率的に到達することから，腸内細菌叢に影響を与える可能性が考えられる。高脂肪食マウスを用いた研究では，食事由来スフィンゴミエリンは，糞中の*Bifidobacterium*属を増加させ，グラム陰性菌を減少させることによって，腸内細菌叢を変化させることが報告されている[65]。また，スフィンゴシンは腸管病原性の様々なグラム陰性菌および陽性菌に対して殺菌作用を示す[67]。腸管毒性のある細菌やそれらの毒素とスフィンゴ脂質が結合できることも報告されており[68,69]，食事由来スフィンゴ脂質は病原性細菌の過剰な増殖を制御し，それらと付着することで排泄の促進に寄与できるのかもしれない。

6．おわりに

　近年，動脈硬化や糖尿病のリスクとセラミドの関係が注目されている[70-72]。血中セラミド濃度とインスリン抵抗性の関係[73]や筋肉中のセラミドがインスリン抵抗性を惹起することなども報告されており[74]，スフィンゴ脂質摂取によるリスクも危惧される。しかしながら，例えば，0.6%（wt/wt）鶏卵由来スフィンゴミエリン添加食のマウス肝臓において，総セラミド濃度に変化がなかったことも報告されている[64]。内因性セラミド合成の阻害によるインスリン抵抗性の改善が示されており[74]，内因性と外因性の作用の違いや，脂肪酸鎖長などのセラミド分子種の違いによって，その作用や役割が異なるのかもしれない。スフィンゴ脂質は，食品中の含有量やその摂取量も低いため，長い間食品成分や栄養素としては注目されていなかったが，本章で紹介したように，食事性スフィンゴミエリンの様々な食品機能性が明らかにされてきている（図4-6）。CAEP，CPE，GIPCなどのスフィンゴリン脂質については情報がきわめて限定され，未解明な部分が多く残されているが，これらやスフィンゴ糖脂質も含めた機能性脂質としての食事性スフィンゴ脂質研究の今後の発展が期待される。

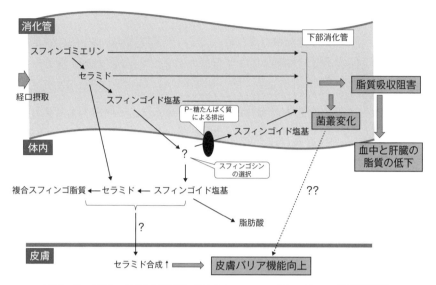

図4-6　消化・吸収の視点からみたスフィンゴミエリンの食品機能性

文　献

1) Simons K., van Meer G.: Lipid sorting in epithelial cells. Biochemistry 1988; 27; 6197-6202.

2) Pruett S. T., Bushnev A., Hagedorn K. et al.: Biodiversity of sphingoid bases ("sphingosines") and related amino alcohols. J Lipid Res 2008; 49; 1621-1639.

3) Panevska A., Skočaj M., Križaj I. et al.: Ceramide phosphoethanolamine, an enigmatic cellular membrane sphingolipid. Biochim Biophys Acta 2019; 1861; 1284-1292.

4) Sperling P., Heinz E.: Plant sphingolipids: structural diversity, biosynthesis, first genes and functions. Biochim Biophys Acta 2003; 1632; 1-15.

5) Mukhamedova K. S., Glushenkova A. I.: Structural analysis of ceramide-amino-ethyl-phosphonate in edible mediterranean cephalopods. Chem Nat Compd 2000; 36; 329-341.

6) Levy M., Futerman A. H.: Mammalian ceramide synthases. IUBMB Life 2010; 62; 347-356.

7) Hanada K., Kumagai K., Yasuda S. et al.: Molecular machinery for non-vesicular trafficking of ceramide. Nature 2003; 426; 803-809.

8) Buehrer B. M., Bell R. M.: Sphingosine kinase: Properties and cellular functions. Adv Lipid Res 1993; 26, 59-67.

9) Nakahara K., Ohkuni A., Kitamura T. et al.: The Sjögren-Larsson syndrome gene encodes a hexadecenal dehydrogenase of the sphingosine 1-phosphate degradation pathway. Mol Cell 2012; 46; 461-471.

10) Kondo N., Ohno Y., Yamagata M. et al.: Identification of the phytosphingosine metabolic pathway leading to odd-numbered fatty acids. Nat Commun 2014; 5; 5338.

11) Vesper H., Schmelz E. M., Nikolova-Karakashian M. N. et al.: Sphingolipids in food and the emerging importance of sphingolipids to nutrition. J Nutr 1999; 129; 1239-1250.

12) Rombaut R., Camp J. V., Dewettinck K.: Analysis of phospho- and sphingolipids in dairy products by a new HPLC method. J Dairy Sci 2005; 88; 482-488.

13) Hellgren L. I.: Occurrence of bioactive sphingolipids in meat and fish products. Eur J Lipid Sci Technol 2001; 103; 661-667.

14) Simon G., Rouser G.: Species variations in phospholipid class distribution of organs: II. Heart and skeletal muscle. Lipids 1969; 4; 607-614.

15) Saito H., Ishikawa S.: Characteristic of lipids and fatty acid compositions of the neon flying squid, *Ommastrephes bartramii*. J Oleo Sci 2012; 61; 547-564.

16) 糸乗前，北村朋典，田中理恵子ほか：アコヤガイ，*Pinctada martensii* スフィンゴミエリンの長鎖塩基．滋賀大学教育学部紀要自然科学 2004; 54; 41-48.

17) Fischbeck A., Krüger M., Blaas N. et al.: Analysis of sphingomyelin in meat based on hydrophilic interaction liquid chromatography coupled to electrospray ionization-tandem mass spectrometry (HILIC-HPLC-ESI-MS/MS). J Agric Food Chem 2009; 57; 9469-9474.

18) Zhou L., Zhao M., Ennahar S. et al.: Liquid chromatography − tandem mass spectrometry for the determination of sphingomyelin species from calf brain, ox

liver, egg yolk, and krill oil. J Agric Food Chem 2012; 60; 293-298.

19) Morifuji M., Higashi S., Oba C. et al.: Milk phospholipids enhance lymphatic absorption of dietary sphingomyelin in lymph-cannulated rats. Lipids 2015; 50; 987-996.

20) Ohashi Y., Tanaka T., Akashi S. et al.: Squid nerve sphingomyelin containing an unusual sphingoid base. J Lipid Res 2000; 41; 1118-1124.

21) Yunoki K., Ogawa T., Ono J. et al.: Analysis of sphingolipid classes and their contents in meals. Biosci Biotechnol Biochem 2008; 72; 222-225.

22) Duan R. D., Bergman T., Xu N. et al.: Identification of human intestinal alkaline sphingomyelinase as a novel ecto-enzyme related to the nucleotide phosphodiesterase family. J Biol Chem 2003; 278; 38528-38536.

23) Wu J., Cheng Y., Palmberg C. et al.: Cloning of alkaline sphingomyelinase from rat intestinal mucosa and adjusting of the hypothetical protein XP_221184 in GenBank. Biochim Biophys Acta 2005; 1687; 94-102.

24) Wu J., Liu F., Nilsson Å. et al.: Pancreatic trypsin cleaves intestinal alkaline sphingomyelinase from mucosa and enhances the sphingomyelinase activity. Am J Physiol 2004; 287; G967-G973.

25) Tomonaga N., Manabe Y., Sugawara T.: Digestion of ceramide 2-aminoethylphosphonate, a sphingolipid from the jumbo flying squid *Dosidicus gigas*, in mice. Lipids 2017; 52; 353-362.

26) Kono M., Dreier J. L., Ellis J. M. et al.: Neutral ceramidase encoded by the Asah2 gene is essential for the intestinal degradation of sphingolipids. J Biol Chem 2006; 281; 7324-7331.

27) Olsson M., Duan R. D., Ohlsson, L. et al.: Rat intestinal ceramidase: purification, properties, and physiological relevance. Am J Physiol 2004; 287; G929-G937.

28) Duan R. D., Cheng Y., Yang L. et al.: Evidence for specific ceramidase present in the intestinal contents of rats and humans. Lipids 2001; 36; 807-812.

29) Nilsson Å.: Metabolism of sphingomyelin in the intestinal tract of the rat. Biochim Biophys Acta 1968; 164; 575-584.

30) Nilsson Å.: The presence of spingomyelin- and ceramide-cleaving enzymes in the small intestinal tract. Biochim Biophys Acta 1969; 176; 339-347.

31) Van Veldhoven P. P., Mannaerts G.P.: Sphingosine kinase: properties and cellular functions. Adv Lipid Res 1993; 26; 69-98.

32) Gijiber S., Van der Hoeven G., Van Veldhoven, P. P.: Subcellular study of sphingoid base phosphorylation in rat tissues: evidence for multiple sphingosine kinases. Biochim Biophys Acta 2001; 1532; 37-50.

33) Schmelz E. M., Crall K. J., Larocque R. et al.: Uptake and metabolism of sphingolipids in isolated intestinal loops of mice. J Nutr 1994; 124; 702-712.

34) Nyberg L., Nilsson Å., Lundgren P. et al.: Localization and capacity of sphingomyelin digestion in the rat intestinal tract. J Nutr Biochem 1997; 8; 112-118.

35) Sugawara T., Kinoshita M., Ohnishi M. et al.: Efflux of sphingoid bases by P-glycoprotein in human intestinal Caco-2 cells. Biosci Biotechnol Biochem 2004; 68; 2541-2546.

36) Fujii A., Manabe Y., Aida K. et al.: Selective absorption of dietary sphingoid bases from the intestine via efflux by P-glycoprotein in rats. J Nutr Sci Vitaminol 2017; 63; 44-50.

37) Breiden B., Sandhoff K.: The role of sphingolipid metabolism in cutaneous permeability barrier formation. Biochim Biophys Acta 2014; 1841; 441-452.

38) Akimoto, K., Yoshikawa, N., Higaki, Y. et al.: Quantitative analysis of stratum corneum lipids in xerosis and asteatotic eczema. J Dermatol 1993; 20; 1-6.

39) Imokawa G., Abe A., Jin K. et al.: Recharacterization of the nonlesional dry skin in atopic dermatitis through disrupted barrier function. J Invest Dermatol 1991; 96; 523-526.

40) Macheleidt O., Kaiser H. W., Sandhoff K. et al.: Deficiency of epidermal protein-bound ω-hydroxyceramides in atopic dermatitis. J Invest Dermatol 2002; 119; 166-173.

41) Tsuji K., Mitsutake S., Ishikawa J. et al.: Dietary glucosylceramide improves skin barrier function in hairless mice. J Dermatol Sci 2006; 44; 101-107.

42) Duan J., Sugawara T., Aida K. et al.: Dietary sphingolipids improve skin barrier functions via the upregulation of ceramide synthases in the epidermis. Exp Dermatol 2012; 21; 448-452.

43) 平河聡，佐藤綾，服部祐子ほか：米胚芽エキス配合粉末顆粒の摂取による全身の皮膚バリア機能に対する改善効果．薬理と治療 2013; 41; 1051-1059.

44) Haruta-Ono Y., Ueno H., Ueda N. et al.: Investigation into the dosage of dietary sphingomyelin concentrate in relation to the improvement of epidermal function in hairless mice. Anim Sci J 2012; 83; 178-183.

45) Morifuji M., Oba C., Ichikawa S. et al.: A novel mechanism for improvement of dry skin by dietary milk phospholipids: Effect on epidermal covalently bound ceramides and skin inflammation in hairless mice. J Dermatol Sci 2015; 78; 224-231.

46) Higurashi S., Haruta-Ono Y., Urazono H. et al.: Improvement of skin condition by oral supplementation with sphingomyelin-containing milk phospholipids in a double-blind, placebo-controlled, randomized trial. Dairy Sci 2015; 98; 6706-6712.

47) Haruta-Ono Y., Setoguchi S., Ueno H. M. et al.: Orally administered sphingomyelin in bovine milk is incorporated into skin sphingolipids and is involved in the water-holding capacity of hairless mice. J Dermatol Sci 2012; 68; 56-62.

48) Dillehay D. L., Webb S. K., Schmelz E. M. et al.: Dietary sphingomyelin inhibits 1, 2-dimethylhydrazine-induced colon cancer in CF1 mice. J Nutr 1994; 124; 615-620.

49) Schmelz E. M., Roberts P. C., Kustin E. M. et al.: Modulation of Intracellular beta-catenin localization and intestinal tumorigenesis in vivo and in vitro by sphingolipids. Cancer Res 2001; 61; 6723-6729.

50) Symolon H., Schmelz E. M., Dillehay D. L. et al.: Dietary soy sphingolipids suppress tumorigenesis and gene expression in 1,2-dimethylhydrazine-treated CF1 mice and ApcMin/+ mice. J Nutr 2004; 134; 1157-1161.

51) Aida K., Kinoshita M., Tanji M. et al.: Prevention of aberrant crypt foci formation by dietary maize and yeast cerebrosides in 1,2-dimethylhydradine-treated mice. J Oleo Sci 2005; 54; 45-49.

52) Nyberg L., Duan R. D., Nilsson A.: A mutual inhibitory effect on absorption of sphingomyelin and cholesterol. J Nutr Biochem 2000; 11; 244-249.

53) Eckhardt E. R., Wang D. Q., Donovan J. M. et al.: Dietary sphingomyelin

suppresses intestinal cholesterol absorption by decreasing thermodynamic activity of cholesterol monomers. Gastroenterol 2002; 122; 948-956.

54) Noh S. K., Koo S. I.: Egg sphingomyelin lowers the lymphatic absorption of cholesterol and α-tocopherol in rats. J Nutr 2003; 133; 3571-3576.

55) Noh S. K., Koo S. I.: Milk sphingomyelin is more potent inhibitor than egg sphingomyelin of intestinal absorption of cholesterol and α-tocopherol in rats. J Nutr 2004; 134; 2611-2616.

56) Duivenvoorden I., Voshol P. J., Rensen P. C. et al.: Dietary sphingolipids lower plasma cholesterol and triacylglycerol and prevent liver steatosis in APOE* 3Leiden mice. Am J Clin Nutr 2006; 84; 312-321.

57) Garmy N., Taieb N., Yahi N. et al.: Interaction of cholesterol with sphingosine physicochemical characterization and impact on intestinal absorption. J Lipid Res 2005; 46; 36-45.

58) Feng D., Ohlsson L., Ling W. et al.: Generating ceramide from sphingomyelin by alkaline sphingomyelinase in the gut enhances sphingomyelin-induced inhibition of cholesterol uptake in Caco-2 cells. Dig Dis Sci 2010; 55; 3377-3383.

59) Yunoki K., Renaguli M., Kinoshita M. et al.: Dietary sphingolipids ameliorate disorders of lipid metabolism in Zucker fatty rats. J Agric Food Chem 2010; 58; 7030-7035.

60) Yamauchi I., Uemura M., Hosokawa M. et al.: The dietary effect of milk sphingomyelin on the lipid metabolism of obese/diabetic KK-A (y) mice and wild-type C57BL/6J mice. Food Funct 2016; 7; 3854-3867.

61) Snel M., Sleddering M. A., Pijl H. et al.: The effect of dietary phytosphingosine on cholesterol levels and insulin sensitivity in subjects with the metabolic syndrome. Eur J Clin Nutr 2010; 64; 419-423.

62) Rosqvist F., Smedman A., Lindmark-Mansson H. et al.: Potential role of milk fat globule membrane in modulating plasma lipoproteins, gene expression, and cholesterol metabolism in humans: a randomized study. Am J Clin Nutr 2015; 102; 20-30.

63) Ramprasath V. R., Jones P. J., Buckley D.D. et al.: Effect of dietary sphingomyelin on absorption and fractional synthetic rate of cholesterol and serum

lipid profile in humans. Lipids Health Dis 2013; 12; 125.

64) Chung R. W., Kamili A., Tandy S. et al.: Dietary sphingomyelin lowers hepatic lipid levels and inhibits intestinal cholesterol absorption in high-fat-fed mice. PLoS One 2013; 8; e55949.

65) Norris G. H., Jiang C. , Ryan J. et al.: Milk sphingomyelin improves lipid metabolism and alters gut microbiota in high fat diet-fed mice. J Nutr Biochem 2016; 30; 93-101.

66) Norris G. H., Porter C. M., Jiang C. et al.: Dietary sphingomyelin attenuates hepatic steatosis and adipose tissue inflammation in high fat-diet-induced obese mice. J Nutr Biochem 2017; 40; 36-43.

67) Sprong R. C., Hulstein M. F., Van der Meer R.: Bactericidal activities of milk lipids. Antimicrob Agents Chemother 2001; 45; 1298-1301.

68) Lingwood C. A., Boyd B., Nutikka, A.: Analysis of interactions between glycosphingolipids and microbial toxins. Methods Enzymol 2000; 312; 459-473.

69) Gupta V. R., Patel H. K., Kostolansky S. S. et al.: Sphingomyelin functions as a novel receptor for *Helicobacter pylori* VacA. PLoS Pathog 2008; 4; e1000073.

70) Meikle P. J., Summers S. A.: Sphingolipids and phospholipids in insulin resistance and related metabolic disorders. Nat Rev Endocrinol 2017; 13; 79-91.

71) Hannun Y. A., Obeid L. M.: Sphingolipids and their metabolism in physiology and disease. Nat Rev Mol Cell Biol 2017; 19; 175.

72) Summers S. A., Chaurasia B., Holland W. L.: Metabolic messengers: ceramides. Nat Metab 2019; 1; 1051-1058.

73) Lemaitre R. N., Yu C., Hoofnagle A. et al.: Circulating sphingolipids, insulin, HOMA-IR, and HOMA-B: the strong heart family study. Diabetes 2018; 67; 1663-1672.

74) Turpin-Nolan S. M., Hammerschmidt P., Chen W. et al.: CerS1-derived C18:0 ceramide in skeletal muscle promotes obesity-induced insulin resistance. Cell Rep 2019; 26; 1-10.

第5章　プラスマローゲンの吸収と生体機能

西向　めぐみ*

1．は じ め に

（1）プラスマローゲンの構造と分布

　グリセロリン脂質は，グリセロール骨格の *sn*-1 位にある脂肪族炭化水素鎖が，エステル，エーテル，およびビニルエーテル結合を介して結合することにより，ジアシル型，アルキルアシル型，およびアルケニルアシル型の3つのサブクラスに分類される。ジアシル型は，グリセロリン脂質の主なサブクラスであり，一般的にリン脂質というとジアシル型を指す。また，アルキルアシル型とアルケニルアシル型はまとめてエーテル型グリセロリン脂質とよばれる。本章で紹介するプラスマローゲン（plasmalogen（Pls））はアルケニルアシル型グリセロリン脂質である（図5-1）。以降，本章ではアルキルアシル型グリセロリン脂質をアルキル型リン脂質，アルケニルアシル型グリセロリン脂質をプラスマローゲンとよぶ。

　さらにグリセロール骨格の *sn*-3 位の官能基により，プラスマローゲンは主にコリンプラスマローゲン（PlsCho）またはエタノールアミンプラスマローゲン（PlsEtn）に分類される。プラスマローゲンは生物界に広く，比較的多く存

＊　岩手大学農学部動物科学科

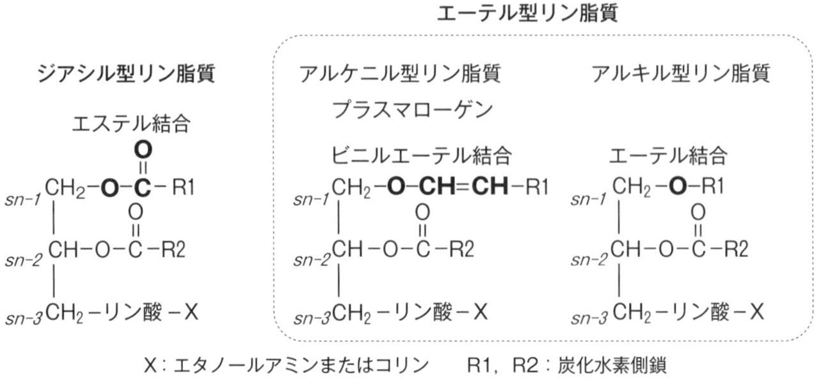

エーテル型リン脂質

ジアシル型リン脂質　　　アルケニル型リン脂質　　　アルキル型リン脂質
　　　　　　　　　　　　　　　プラスマローゲン

エステル結合　　　　　　ビニルエーテル結合　　　　　エーテル結合

$$sn\text{-}1\ CH_2\text{-}O\text{-}\overset{\displaystyle O}{C}\text{-}R1$$

$$sn\text{-}1\ CH_2\text{-}O\text{-}CH\text{=}CH\text{-}R1$$

$$sn\text{-}1\ CH_2\text{-}O\text{-}R1$$

$$sn\text{-}2\ CH\text{-}O\text{-}\overset{O}{C}\text{-}R2$$

$$sn\text{-}2\ CH\text{-}O\text{-}\overset{O}{C}\text{-}R2$$

$$sn\text{-}2\ CH\text{-}O\text{-}\overset{O}{C}\text{-}R2$$

$$sn\text{-}3\ CH_2\text{-}リン酸\text{-}X$$

$$sn\text{-}3\ CH_2\text{-}リン酸\text{-}X$$

$$sn\text{-}3\ CH_2\text{-}リン酸\text{-}X$$

X：エタノールアミンまたはコリン　　　R1, R2：炭化水素側鎖

図5-1　グリセロリン脂質（ジアシル型，プラスマローゲンとアルキル型リン脂質）の構造

在するが，その生体内分布にも特徴がある。プラスマローゲンは，脳などの中枢神経系や，心臓，筋肉，皮膚に多く，肝臓と血漿に少ない。特に肝臓は，生体臓器の中でも特に含有量が少ないが，これは肝臓がプラスマローゲンの主要な合成場所であり，生合成されたプラスマローゲンがリポタンパク質を通して全身に輸送されるためであるとされている[1]。一方，ミエリン鞘では特にプラスマローゲンの含有量が高く，全リン脂質の約30％がエタノールアミンプラスマローゲンで占められている。脳に次いで多いのは心筋，骨格筋で，全リン脂質の10％ほどを占める。このように，プラスマローゲンは酸素消費量が多く，かつ酸化による影響が生体に深刻なダメージを引き起こす部位に多く存在し，このことからも抗酸化能が予見されてきた。実際，細胞実験や *in vitro* 実験などから，酸化傷害抵抗性が確認され，プラスマローゲンが，酸化ストレスに対する内因性の防御因子として機能していることが明らかになっている[2,3]。しかし，生体組織や血液中でのプラスマローゲンの役割はいまだ不明な点が多い。

（2）プラスマローゲンの生合成と機能および病態生理の概略

　プラスマローゲンの生体内における生合成はペルオキシソームで始まる[4]（図5-2）。プラスマローゲン合成の律速酵素である脂肪酸アシルCoAレダクタ

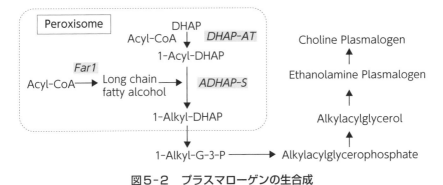

図5-2　プラスマローゲンの生合成

DHAP: Dihydroxyacetone phosphate, DHAP-AT: DHAP-acyltransferase, Far1:Fatty acyl-CoA reductase 1, ADHAP-S: Alkyldihydroxyacetonephosphate synthase, G-3-P: Glycerol-3-Phosphate

ーゼ1（Far 1）もペルオキシソームで作用する。プラスマローゲンと同様，エーテル型グリセロリン脂質であるアルキル型リン脂質は，プラスマローゲンの前駆体である。エタノールアミンプラスマローゲンはエタノールアミンアルキル型リン脂質から合成されるが，コリンプラスマローゲンはコリンアルキル型リン脂質からではなく，エタノールアミンプラスマローゲンから合成されるとされている[5]。しかし，その正確な生合成経路は不明のままである。

　また，プラスマローゲンは，体内において必要量だけ合成されると考えられるが，哺乳動物だけではなく，海産物や細菌まで広く分布しているリン脂質であるため，日常的にある程度の量を摂取している。しかし，摂取されたプラスマローゲンの吸収に関しては，これまでほとんど知見がなかった。

2．プラスマローゲンの分析法

　前述のように，プラスマローゲンはリン脂質のサブクラスの一種で，ビニルエーテル基をもつアルケニルアシル型のリン脂質である。ほかの2つのサブクラス（ジアシル型とアルキル型リン脂質）とも，極性などの化学的性質が似ているため，分離・定量することは難しい。プラスマローゲンの分析には，その特

徴であるビニルエーテル結合を利用したものが多く，ヨード法や*sn*-1位を切
断した後に生成するアルデヒドを測定する方法，ホスホリパーゼCにより*sn*-
3位のリン酸基以降を切断し，HPLC（高速液体クロマトグラフィー）にてプラ
スマローゲンとジアシル型，アルキル型を分離する方法などがある。ここでは
2種類の方法について紹介する。

（1）ヨード法

　メタノール共存下でヨウ素が特異的にビニルエーテル結合に結合することを
利用したもので，ヨウ素のもつ355nmの波長光の吸収の消失を測定すること
によりプラスマローゲン量を測定する。検出感度が低く，検体試料の必要量が
多いという難点はあるものの，きわめて簡便でかつ特異性の点では優れた方法
である。この従来のヨード法の欠点である感度の低さを解消し，微量のプラス
マローゲンの測定を可能にしたのが，Maebaら[6]が開発した放射性ヨードを
用いたHPLC法である。この方法は，検体試料から抽出された脂質をメタノー
ル中で放射性ヨード試薬と反応させ，この反応液をHPLCでコリンリン脂質画
分とエタノールアミンリン脂質画分に分離し，放射活性を測定するだけという
もので，検体試料もヒト血漿の場合，0.5mL程度あれば十分測定可能である。

（2）LC-MS/MS法

　近年の研究では，プラスマローゲンの総量だけではなく，分子種（結合して
いる脂肪酸の種類や官能基による分類）の情報が重要で，LC-MS/MS法（液体ク
ロマトグラフィー質量分析法）によるプラスマローゲンの測定は大変有効である。
エタノールアミン型に関しては，MS/MSに供した際のエタノールアミンプラ
スマローゲン特異的なフラグメント形成を利用した測定方法を多くの研究者が
用いている[7]。しかし，コリン型はエタノールアミン型のような特異的なフラ
グメントを形成せず，ほかのサブクラス（ジアシル型，アルキルアシル型）との
区別が困難である。そこで筆者らは，プラスマローゲンの特徴である，酸に弱
いという性質を用い，MS/MSでのコリン型リン脂質の特有のフラグメントで

あるコリンリン酸基（*m/z* 184）の検出と，塩酸蒸気暴露によるプラスマローゲンの分解・消失を用いた検出法を合わせることにより，コリンプラスマローゲンの定量を行っている[8]。ラットやマウスの血漿や臓器，ヒトの血漿／血清分析の結果，プラスマローゲンの*sn*-1位はパルミチン酸（16：0），ステアリン酸（18：0），オレイン酸（18：1）の炭化水素鎖で占められていた（まれに16：1もある）。また，*sn*-2位にはアラキドン酸（20：4）やエイコサペンタエン酸（EPA，20：5），ドコサヘキサエン酸（DHA，22：6）といった多価不飽和脂肪酸が多く結合していた。この脂肪酸組成は臓器によっても大きく異なることから，測定の際には注意が必要である。

3．血漿中プラスマローゲンの動物種間の比較

　プラスマローゲンは動物組織に広く分布しているが，その濃度は動物種によっても異なる。ヒトとラット（Wistar-ST）を比べると，血漿中の総リン脂質濃度はほとんど違わないが，血漿プラスマローゲン濃度はヒトのほうがラットに比べ10倍高い（コリン型およびエタノールアミン型ともに，ヒトは50〜100μM，ラットは5〜15μM程度）。また，その構成脂肪酸組成，つまり分子種も動物種によって異なる。図5-3はヒトとラットの血漿中のプラスマローゲン*sn*-2位脂肪酸組成である。コリン型は，ヒトではリノール酸（18：2）とアラキドン酸（20：4）が結合している分子種が多く，ラットではアラキドン酸（20：4）が多い。一方，エタノールアミン型はヒト，ラットともにアラキドン酸（20：4）とDHA（22：6）の割合が多い。さらにマウス（Nc/NgaやICR）の血漿プラスマローゲンの分子種組成を測定したところ，コリン型はヒトやラットと比較してその組成に大きな差はみられなかったが，エタノールアミン型ではアラキドン酸（20：4）よりもDHA（22：6）の割合が高くなっていた。ヒトとラットでの比較では，食事による影響も大きいと考えられるが，ラットとマウスの比較では，いずれも基本食としてAIN93に準拠した7％大豆油混合食を摂取しており，食餌の影響は考えられない。動物種によって量も分子種組成も異なる

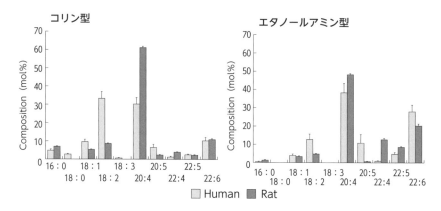

図5-3　ヒトとラットの血漿プラスマローゲンの*sn*-2位脂肪酸の比較

sn-2の脂肪酸は同じで*sn*-1が異なる3種類の分子種を合算したもの。ラットはWistar-ST系雄性，7匹。ヒトは20歳代から60歳代の男女50名。

理由は不明であるが，さらに発展させて比較分類学の1つの手法として血漿プラスマローゲンを研究するのも興味深い。

4．プラスマローゲンの吸収と変換

　様々な病態において体内プラスマローゲンの減少が確認されている。つまり，プラスマローゲンを摂取し，減少した体内プラスマローゲン量を回復させることにより，病態改善の可能性が考えられる。そこで問題となるのが，プラスマローゲンを食事として摂取した場合，はたしてプラスマローゲンとして吸収されるのか，また，吸収されるとしたらどの程度体内に取り込まれるのか，さらにプラスマローゲンのクラス（コリン型かエタノールアミン型か）による差異はあるのか，ということである。

（1）小腸におけるプラスマローゲンの吸収：リンパカニュレーション法による検討

　脂質の場合，タンパク質や糖質とは異なり，吸収された脂質は小腸よりカイ

ロミクロンとしてリンパ管に放出され，胸管リンパ管を経て鎖骨下静脈より血
管系に入り，全身に供給される。つまり，吸収を直接確認するためには，プラ
スマローゲン含有脂質を実験動物に投与した後，経時的にリンパ液を採取し，
その中のプラスマローゲン量を測定すればよいということである。もちろん，
摂取後の血中プラスマローゲンを測定して吸収を確認することもできるが，血
液の場合，体内の各臓器で合成されたプラスマローゲンも含まれているため，
吸収のみを評価しているとはいえない。筆者らが行っているリンパカニュレー
ション法は，ラットの胸管リンパ管（もしくは腸管リンパ管）にリンパ液採取用
のカテーテルを，小腸に脂質投与用カテーテルを挿入し，リンパ管のカテーテ
ルよりプラスマローゲンを含む脂質乳化液を単回投与して，リンパ液を一定時
間全量回収する。図5-4 はエタノールアミンプラスマローゲンとコリンプラ

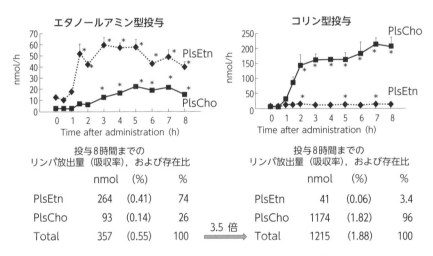

図5-4　クラスの異なるプラスマローゲンをラットに投与した際の胸管リンパ液へ
　　　　の放出の経時的変化と投与8時間までのリンパ放出量，および投与量に対
　　　　する吸収率と存在比
エタノールアミンプラスマローゲンまたはコリンプラスマローゲンを約50％含む，エタノー
ルアミン型リン脂質またはコリン型リン脂質を10％含む脂質乳化液1mLを2分間で単回投
与した。値は，両クラスともにLC-MS/MSにより測定した33分子種を合算したもの。
（文献23より）

スマローゲンを含む脂質乳化液を経腸投与し，胸管リンパ管へのプラスマローゲンの放出を評価したものである。生体内におけるプラスマローゲンの合成は，エタノールアミン型からコリン型が合成される[5]。そのため，エタノールアミンプラスマローゲン投与でコリンプラスマローゲンの増加が予想されたため，投与したプラスマローゲンだけではなく異なるクラスに関しても測定を行った。いずれのクラスのプラスマローゲン投与においても，リンパ中へプラスマローゲンとして放出された。リンパ放出つまり吸収量としては投与後2時間の時点で約3倍コリン型のほうがエタノールアミン型に比べ高くなった。

　一方，コリン型投与でエタノールアミン型としての放出が，エタノールアミン型投与でコリン型としての放出がみられた。グラフの曲線下面積より算出した投与後8時間での吸収率は，エタノールアミン型投与で0.55％，コリン型投与で1.88％となり，コリン型のほうが約3.5倍多く放出されており，コリン型のほうがエタノールアミン型に比べ吸収がよいことがわかった。また，これまで，体内においてプラスマローゲンはエタノールアミン型からコリン型へ変換されるといわれていた。しかし，今回の結果は量としては少ないが，コリン型投与においてエタノールアミン型の増加が確認され，コリン型からエタノールアミン型にも変換する可能性が示唆された。

　さらに，投与脂質乳化液中のコリンプラスマローゲン量を1/4に減らし，残り3/4を大豆油で置き換え，投与したところ，投与脂質乳化液中のプラスマローゲン量が1/4にもかかわらず，4時間での吸収率は，大豆油で置き換えていない場合に比べ約3倍高値を示した。これは，共存する大豆油がプラスマローゲンの吸収を促進させたことを示し，吸収率の悪いエタノールアミン型プラスマローゲンの吸収促進の手立てにもなる。

　図5-5は図5-4の投与脂質の組成とリンパに放出されたプラスマローゲンの分子種のデータを sn-2 位の脂肪酸組成ごとにまとめたものである（つまり，sn-2 の脂肪酸は同じで sn-1 が異なる3種類の分子種を合算した）。エタノールアミン型，コリン型ともに投与物の脂肪酸組成にかかわらず，プラスマローゲンの sn-2 位にはアラキドン酸（20：4）が組み込まれていた。これは，プラスマロ

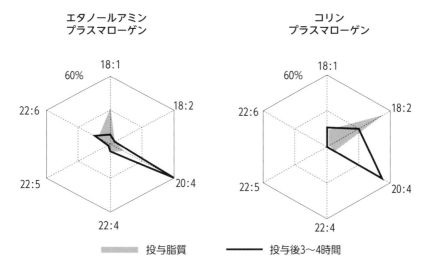

図5-5　ラットに投与したプラスマローゲンと投与後3～4時間目にリンパに放出されたプラスマローゲンの*sn*-2位脂肪酸組成

エタノールアミンプラスマローゲンまたはコリンプラスマローゲンを約50％含む，エタノールアミン型リン脂質またはコリン型リン脂質を10％含む脂質乳化液1mLを2分間で単回投与した。

（文献23より）

ーゲンには多価不飽和脂肪酸などの細胞内情報伝達物質の貯蔵体としての役割[9]があり，小腸上皮細胞内での再エステル化においても，細胞内にあるアラキドン酸（20：4）が優先的に利用されたものと思われる。また，プラスマローゲン欠損患者や欠損細胞を用いた研究から，プラスマローゲンがアラキドン酸（20：4）などn-6系脂肪酸よりもDHA（22：6）などのn-3系脂肪酸の貯蔵により重要であるとの報告がある[10]。そこで，DHA（22：6）およびEPA（20：5）共存下の小腸でのプラスマローゲン再エステル化を確認するために，プラスマローゲンとともにDHA（22：6）とEPA（20：5）を多く含む魚油を投与した。すると，全体のプラスマローゲン量に変化はなかったが，組成が変化し，DHA（22：6）およびEPA（20：5）の含有率の増加とアラキドン酸（20：4）の含有率の減少が確認された。つまり，DHA（22：6）およびEPA（20：5）存在下では，優先的にプラスマローゲンに取り込まれることが示された。ちな

みに同じn-3系でもα-リノレン酸（18：3）を多量に投与してもDHA（22：6）
やEPA（20：5）ほどはプラスマローゲンに組み込まれない。さらに，この時
使用した魚油にはイコセン酸（20：1）が多く含まれていたのだが，DHA（22：
6）やEPA（20：5）よりもイコセン酸（20：1）のほうが，組み替え率（もとの
含有率とその後の含有率の差）は大きくなっていた（未発表）。理由は不明である
が，イコセン酸（20：1）の貯蔵体としての役割もプラスマローゲンはもって
いるのかもしれない。今後，この関係の解明も興味深い。

（2）プラスマローゲンの経口摂取における血漿プラスマローゲン濃度

　上述の通りプラスマローゲンのリンパへの吸収が確認された。では，食事と
して経口でほかの成分と同時に摂取した場合でも，小腸にて吸収されたもの
が，血中に反映され体内に保持されるかを確認した。ラットにプラスマローゲ
ンを含む食餌を摂取させたところ，コリン型（PC 25, 50），エタノールアミン型
（PE 50）いずれの摂取においても基本食（Con）群に比べ有意に血漿プラスマ
ローゲン量が増加した（図5-6）。また，このときの血漿中プラスマローゲン
脂肪酸組成（sn-2位）はリンパでの検討時と同じくアラキドン酸（20：4）が多
くなっていた。これらの結果はリンパへの吸収の結果を支持するものであった。

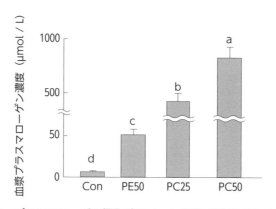

図5-6　プラスマローゲン摂取時のラット血漿プラスマローゲン濃度
エタノールアミン型またはコリン型プラスマローゲンを10％含む脂質食を1週間摂取した際
の血漿中の濃度。Wistar-ST系雄性ラット（4週齢，各群$n = 6$，$^{a,b}p < 0.05$）

（3）プラスマローゲン増加物質の検討

　先に述べたように，プラスマローゲンの摂取は酸化ストレスに関連する病態の改善に有効な可能性が高く，体内プラスマローゲンプールの増加による病態改善が考えられる。

　プラスマローゲンはその特徴であるビニルエーテル基が酸化されやすいという性質がある。サプリメント等として摂取する場合，プラスマローゲン自体の酸化を防止するような工夫が必要である。そこで，摂取することにより体内プラスマローゲンを増加させる物質を探索した。ヒトでの研究で *myo*- イノシトールの摂取により血清中プラスマローゲンが増加することを示した[11]。また，プラスマローゲンは体内において，ジヒドロキシアセトンリン酸（DHAP）より合成され，途中，前駆体であるアルキル型リン脂質を経て合成される（図5-2参照）。そこで，前駆体であるアルキル型リン脂質の摂取による体内プラスマローゲン増加を試みた。ラットおよびマウスにおいてアルキル型リン脂質の経腸，経口摂取ともに，リンパ液中および血漿中のアルキル型リン脂質の濃度が上昇し，それに伴い，血漿中のプラスマローゲン濃度が上昇した[12]。これは，吸収されたアルキル型リン脂質が体内でプラスマローゲンに変換されたことを示している。ヒト血漿／血清プラスマローゲンは肝臓，腸，腎臓で合成され，リポタンパク質の構成成分として血液中に分泌されることが知られている[1] ことから，アルキル型リン脂質摂取後の変換箇所については小腸と肝臓が考えられる。そこで，小腸と肝臓のどちらがアルキル型リン脂質からプラスマローゲンへの変換に大きく寄与しているかを，小腸吸収細胞のモデルであるCaco-2 細胞および肝細胞モデルである HepG2 細胞で検討した。同程度のアルキル型リン脂質を HepG2 細胞または Caco-2 細胞に添加したところ，細胞中のエタノールアミンプラスマローゲン濃度は，アルキル型リン脂質無投与群に比べ，Caco-2 細胞で約2倍の増加，HepG2 細胞で約75倍の増加となった。つまり，アルキル型リン脂質からプラスマローゲンへの変換効率は肝臓で大きいが，小腸でも変換が起こっていることが示唆された。小腸で吸収されたアルキル型リン脂質は，一部分は小腸においてプラスマローゲンに変換されるが，大

部分はカイロミクロンの一部として組み込まれ，リンパから血中に移動し，肝臓にて変換されると考えられる。

5．疾病とプラスマローゲン

（1）バイオマーカーとしての血中プラスマローゲン

　血中（血清・血漿）のプラスマローゲンレベルは様々な疾病との関係が明らかになっている[13]。ペルオキシソームの疾患ではプラスマローゲンの減少がみられる。これはプラスマローゲンの生合成の最初の2段階を触媒する酵素（DHAP-ATとADHAP-S）がペルオキシソームに存在するためである[4]。また，脳などの神経系にはプラスマローゲンが多く含まれ，ニューロンの機能維持やミエリン形成において，重要であることが知られており，神経変性疾患のアルツハイマー病[14]，パーキンソン病[15]，ツェルウェガー症候群[16] などとの関係が報告されている。アルツハイマー病との関係では，Goodenoweら[14] が，血中のDHA（22：6）結合型エタノールアミンプラスマローゲン濃度がアルツハイマー病発症前から徐々に減少し始め，病気の進行に伴ってさらに減っていくことを報告した。これは，バイオマーカーとしてのプラスマローゲンの有用性を示唆するものである。

　また，近年では，酸化ストレスおよび慢性炎症に関連する代謝性疾患におけるプラスマローゲンの関与に注目が集まっている。プラスマローゲンは内因性抗酸化剤として機能することを先に述べた[2,3]。これは，sn-1位ビニルエーテル部分を介して活性酸素種を除去することにより，細胞膜を酸化傷害から守っている。そのため，酸化ストレスの関与が疑われる病態において，プラスマローゲンの関与を示す様々な研究が行われている[13,17-19]。その中の1つの動脈硬化症は，筆者らが長年，プラスマローゲンの有用性に焦点を当てている疾患である。プラスマローゲンの抗動脈硬化作用についての詳細な機構はまだ不明であるが，筆者らもこれまでに，アテローム形成の原因の1つである動脈硬化惹起性の強い小型LDL（sdLDL）の血中濃度と血中プラスマローゲン濃度が逆相

関を取ることを報告してきた[20]。本稿では，筆者らが行った動脈硬化症とプラスマローゲンの関係を示した実験結果と，近年注目して研究を進めている腎臓病およびアトピー性皮膚炎との関係を紹介する。

（2）動脈硬化症とヒトの血清プラスマローゲン[21-23]

　健常者428名の血清を集め，LC-MS/MSを用いた血清コリンおよびエタノールアミン両クラスのプラスマローゲン分子種解析を行った[21]。さらに検診時の一般生化学データおよびその他の臨床パラメータの測定を行い，これらの関係を解析した。解析は39歳以下（222名）と40歳以上（206名）に分けて行った。血清プラスマローゲン濃度は39歳以下と40歳以上では差はみられなかった（平均値はコリン型は39歳以下63.6μM，40歳以上60.8μM。エタノールアミン型は39歳以下67.9μM，40歳以上72.2μM。）。プラスマローゲンの分子種分布に関しては，有意差はないものの，40歳以上でEPA（20：5）とDHA（22：6）が高くなっていた。検診時に行った生活習慣に関する調査では，「魚の摂取頻度」は40歳以上のほうが高くなっており，食生活が反映されたものと思われる。プラスマローゲン以外のパラメータは，40歳以上で，血圧，BMI（Body Mass Index），血中中性脂肪，コレステロール，血糖，尿酸など，生活習慣病に関連する項目で有意に高値を示した。さらに，検診項目以外に血中のsdLDL，アディポネクチン，高感度CRP（C-reactive protein）といった動脈硬化症やメタボリックシンドロームのマーカーを測定し，プラスマローゲンとの相関解析を行った。プラスマローゲンはHDL-コレステロール，中性脂肪，アディポネクチン，体重，腹囲などの動脈硬化症やメタボリックシンドロームに関連する項目と強い相関を示した。特にコリンプラスマローゲンはこれらとの相関が強く，HDL-コレステロール（$R = 0.714$）やアディポネクチン（$R = 0.314$）とは強い正の相関（$R > 0.3$以上のp値は0.001以下）を示し，中性脂肪（$R = -0.327$）や腹囲（$R = -0.375$）および動脈硬化指数（$R = -0.576$）とは強い負の相関を示した。この結果は，コリンプラスマローゲンの血中での増加は，動脈硬化症などに対して防御的に働き，血清プラスマローゲン濃度の減少を追跡すること

は動脈硬化症の検出としても有効であることを示している。さらに分子種解析
より，図5-7に示すようにsn-2位にオレイン酸（18：1）またはリノール酸
（18：2）が結合しているコリンプラスマローゲンがこれらの因子と強い相関を
示すことがわかった。ここで，単にオレイン酸（18：1）が上記のような抗動
脈硬化作用に関与しているのではないかという疑問が出てくる。そこで，総脂
肪酸としてのオレイン酸（18：1）をガスクロマトグラフィーで，分子内（sn-2
位）にオレイン酸（18：1）をもつほかのリン脂質クラス（コリン型とエタノール
アミン型）とサブクラス（ジアシル型，アルキル型，プラスマローゲン）をLC-
MS/MSにて測定し，同様の解析を行った。その結果，脂肪酸としてのオレイ
ン酸（18：1）はHDL-コレステロールとは強い負の相関（R = - 0.371），動脈
硬化指数とは非常に強い正の相関（R = 0.762）を示した。これはコリンプラス
マローゲンとは正反対の結果であり，単にオレイン酸（18：1）が関与してい

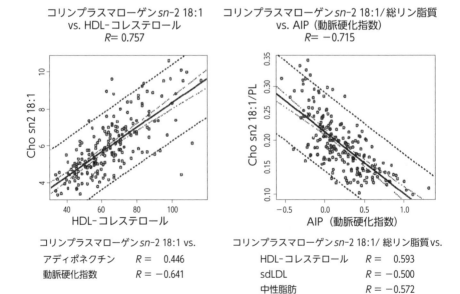

**図5-7　sn-2位に18：1を含有するコリンプラスマローゲンと動脈硬化関連指標
との相関**

（文献21，23より）

るわけではないことを示した。さらに，コリンプラスマローゲン以外のオレイ
ン酸（18：1）をもつグリセロリン脂質では，ジアシル型リン脂質は，コリン
型とエタノールアミン型ともに中性脂肪，動脈硬化指数，sdLDLと強い正相
関を示し，HDL-コレステロールとは相関がない，もしくは負相関を示した。
プラスマローゲンの前駆体であるアルキル型リン脂質は，コリン型ではプラス
マローゲンのコリン型と類似した相関を示したが，相関係数はプラスマローゲ
ンよりも低値であった。このようにほかのオレイン酸（18：1）をもつグリセ
ロリン脂質のクラスおよびサブクラスには，コリンプラスマローゲンのような
相関は認められず，コリン型のプラスマローゲンに特異的であることが示され
た。ここで，生活習慣調査項目との相関を少し紹介する。血清コリンプラスマ
ローゲン濃度は，運動頻度が高い人ほど高く，喫煙をしている人ほど低い（特
にDHA（22：6）結合型）という結果が出ていた。この結果からも，プラスマ
ローゲンは生活習慣が関与する諸疾病と関係があり，予防的に働いていることが
示唆される。以上から，血清コリンプラスマローゲン，特に*sn*-2位にオレイ
ン酸（18：1）を有するコリンプラスマローゲンは動脈硬化関連因子に強い相
関をもち，動脈硬化症のマーカーとしての有効性が示唆された。

　では実際に動脈硬化症を発症した場合，血中のプラスマローゲン濃度は低下
しているのだろうか。心臓カテーテル検査を受診した動脈硬化性冠動脈疾患患
者の血漿プラスマローゲン濃度を測定し，動脈硬化および心疾患関連指標との
関係について評価した[22]（図5-8，表5-1）。LC-MS/MSを用いた血漿コリン
およびエタノールアミン両クラスのプラスマローゲン濃度，血漿中の各種脂質
濃度などを測定するとともに，心臓カテーテル検査からわかる冠動脈の有意狭
窄の有無および病変枝数に関して比較をした。動脈硬化性冠動脈疾患およびそ
の疑いでカテーテル検査を行った患者群は，健常者と比較して，血漿コリンプ
ラスマローゲン濃度は有意に低下した（図5-8（A））。また，実際に冠動脈に
有意狭窄を認めた患者は，認めない患者と比較し，血漿コリンプラスマローゲ
ン濃度は有意に低下した（図5-8（B））。分子種を比べると，*sn*-2位にオレイ
ン酸（18：1），リノール酸（18：2），アラキドン酸（20：4）が結合した分子種

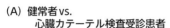

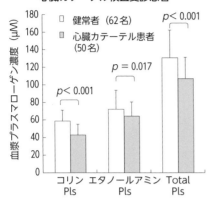

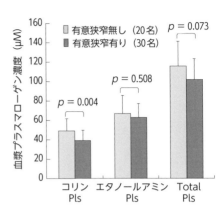

図5-8　血漿プラスマローゲン濃度の比較（コリン型，エタノールアミン型および総プラスマローゲン）

（A）健常者と動脈硬化性冠動脈疾患およびその疑いでカテーテル検査を行った患者群。
（B）患者群の中で，実際に冠動脈に有意狭窄を認めた患者と認めない患者との比較。
Pls：プラスマローゲン。
値は，両クラスともにLC-MS/MSにより測定した33分子種を合算した値で，平均値±標準誤差を示す。
（A）のグラフの健常者は企業内健診受診者で，心臓カテーテル患者と平均年齢を合わせた62名。

（文献23より）

の減少が大きくなっていた。

　一方，健常者の検討でプラスマローゲンと強い相関がみられたHDL-コレステロールに関しては，患者群内において，有意狭窄の有無や病変枝数との間に相関を認めなかった（表5-1）。この結果は，プラスマローゲンは，HDL-コレステロールとは独立した新たな動脈硬化制御因子である可能性を示唆するものである。

（3）腎臓病とプラスマローゲン

　腎臓病は急性腎臓病と慢性腎臓病に大きく分けることができる。急性腎臓病は腎機能低下の原因を取り除けば腎機能が回復する可能性がある。一方，慢性腎臓病は慢性に経過する腎機能不全を伴う病態の総称を指し，現在世界中で罹

表5-1　動脈硬化性冠動脈疾患患者のコリンプラスマローゲンと
　　　　HDL-コレステロール濃度

	コリン プラスマローゲン （μM）	HDL- コレステロール （mg/dL）
有意狭窄		
無し	49.0 ± 12.4	48.6 ± 12.8
有り	39.2 ± 10.5	43.7 ± 9.3
p-value	0.004	0.180
	平均値 ± 標準偏差	
HDL-コレステロール	相関係数	
vs. 有意狭窄の有無	− 0.221	
vs. 病変枝数	− 0.188	
コリンプラスマローゲン		
vs. 有意狭窄の有無	− 0.399	
vs. 病変枝数	− 0.390	
（0.273で5％有意，0.354で1％有意）		

（文献22，23より）

患率が増加し深刻な問題となっている。

　慢性腎臓病の原因は，高血圧や脂質異常症などの生活習慣病であるとされ，近年では特に，動脈硬化症などの心血管疾患との関連が重要視されつつある。慢性腎臓病患者では健常者と比較して，血漿中HDL-コレステロール濃度が低下している[24]。HDL-コレステロールはアテローム性動脈硬化症予防の観点から重要であること，また，日本透析医学会の報告では，慢性腎臓病透析患者の死亡原因の33.8％が心血管疾患であることからも（2017年末時点），慢性腎臓病は心血管疾患との関係が深いことがうかがわれる。

　Maebaらは，軽度から中等度の慢性腎臓病患者と末期腎臓病患者の血中プラスマローゲンと病状との関係を比較した[25]。患者は腎臓病のステージの上昇に伴い，推算糸球体濾過量（eGFR）の低下，血清尿素窒素（BUN）および血清尿酸（UA）の上昇がみられ，それに伴い血漿および赤血球中のプラスマローゲン濃度が減少した。このとき，特に減少していたのがDHA（22：6）とEPA（20：5）といったn-3脂肪酸が結合した分子種であった。病状悪化に伴

い炎症性マーカーであるCRPの上昇もみられたことから，体内で炎症が起こっていたことがわかる。これらの結果より，抗炎症性サイトカインの前駆体脂肪酸のリザーバーとしての役割を，プラスマローゲンが果たしている可能性が考えられる。また，Stenvinkelらは，透析治療前の腎疾患者では健常者に比べ，赤血球中のプラスマローゲン量が相対的に少ないことを報告している[26]。このように，慢性腎臓病とプラスマローゲンとの間には何らかの関連性があることが示唆される。

　腎臓病とプラスマローゲンの関係を解明するためには，腎臓病モデル動物での検討が必要である。慢性腎臓病に関する動物実験で用いられるモデル動物には5/6腎切除モデル，アデニン誘導モデル，片側尿管閉塞モデルなどがある。5/6腎切除モデルはクレアチニンクリアランスの減少や尿細管萎縮など慢性腎臓病に特徴的な異常が生じるため，広く用いられているモデルであるが，手術による死亡率が非常に高いという難点がある。一方，アデニン誘導モデルは摂取したアデニンがキサンチンオキシダーゼによって不溶性の2,8-ヒドロキシアデニンへと変換されることにより，腎臓の尿細管に結晶を形成・蓄積することで腎機能の低下を生じるモデルである[27]。手術が不要であり，比較的容易に慢性腎臓病の誘導が可能である。これまでに，筆者らは，アデニン誘導モデルマウスでの検討を行い，血中および患部となる腎臓におけるプラスマローゲン分子種の変化を確認している（未発表）。

（4）アトピー性皮膚炎とプラスマローゲン[12]

　皮膚は，生体の最外層に位置し，その最も重要な機能の1つとして，外界と生体内を厳密に区別するバリア機能をもつ。このバリア機能の低下は，外界からの細菌やアレルゲンなどの侵入を許し，アトピー性皮膚炎（AD）をはじめとする皮膚疾患の要因となるとされている。また，皮膚は生体の最外層にあることから，酸素や紫外線などの影響を直接受ける部位でもあり，酸化ストレスによる傷害に常時曝されている。

　この皮膚バリア機能は，角質層が形成する角質細胞間脂質バリア（角質バリ

ア）と顆粒層が形成するタイトジャンクション（TJ）構造からなる。皮膚のバリア機能が崩壊する疾患の代表としてアトピー性皮膚炎がある。アトピー性皮膚炎は，先進国の子どもの15％以上が発症しているアレルギー性の慢性炎症性皮膚疾患で，ヘルパーT（Th）1，Th2，Th17細胞などのT細胞サブセットの不均衡や制御性T細胞（regulatory T cell）など，様々な免疫学的要因が複雑に絡み合っている[28]。アトピー性皮膚炎患者の皮膚において，角質バリアを構成する脂質である遊離脂肪酸の短鎖化や，セラミドのクラス組成変化および量の減少，セラミドを構成する長鎖塩基と脂肪酸の短鎖化などが報告されている[29,30]。これらのことから，角質層を構成する脂質の正常なバランスが皮膚バリア機能に重要であることは明白である。

　筆者らは，アトピー性皮膚炎モデルマウスであるNc/Ngaマウスの皮膚と血漿中のプラスマローゲンの変動，および，先に述べたプラスマローゲンの前駆体であるアルキル型リン脂質の摂取による症状改善を目的とした検討を行ったのでここに紹介する。

　8週齢のNc/Ngaマウス（ハッカネズミケモチダニによるアトピー性皮膚炎発症）にアルキル型リン脂質を含む食餌を3週間摂取させた。アルキル型リン脂質はオキアミから抽出したリン脂質画分（アルキル型リン脂質を30％含む）を用いた。オキアミ由来のアルキル型リン脂質はEPA（20：5）やDHA（22：6）を多く含むため，比較対照としてアルキル型リン脂質食と同程度のEPA（20：5）・DHA（22：6）を含む魚油群を設けた。図5-9は皮膚疾患の主症状である乾燥肌の指標として使用される皮膚水分蒸散量と，炎症の指標として使用される耳の厚さの結果である。皮膚水分蒸散量も耳の厚さも，皮膚炎発症により増加する。しかし，いずれの指標もアルキル型リン脂質食の摂取により，正常の状態とほぼ同程度になった。これらの現象は魚油群では認められなかったことより，アルキル型リン脂質食摂取による効果と考えられる。では，アトピー性皮膚炎の発症によるプラスマローゲンの変動は起こったかというと，血漿では減少し，皮膚中では増加していた。また，アルキル型リン脂質の摂取により，血中のアルキル型リン脂質およびプラスマローゲン濃度の上昇が確認された。

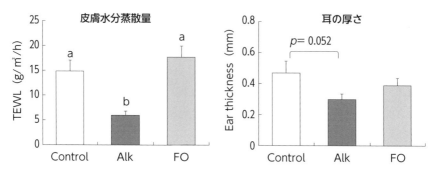

**図5-9 アルキル型リン脂質をアトピー性皮膚炎モデルマウスに3週間摂取させた
ときの皮膚水分蒸散量と耳の厚さ**

Control：AIN93準拠食（大豆油），Alk：アルキル型リン脂質食，FO：魚油食。
未発症群の皮膚水分蒸散量は約5 g/m²/h，耳の厚さは0.15〜2 mm。
Nc/Ngaマウス雄性，8週齢，$n = 7$，[a,b]$p < 0.05$。

（文献12より）

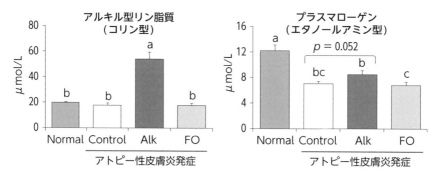

**図5-10 アルキル型リン脂質をアトピー性皮膚炎モデルマウスに5週間摂取させ
たときの血漿中のアルキル型リン脂質とプラスマローゲン**

Normal：アトピー性皮膚炎未発症（基本食），Control（基本食）：AIN93準拠食（大豆油），
Alk：アルキル型リン脂質食，FO：魚油食。
Nc/Ngaマウス雄性，8週齢，$n = 6 - 8$，[a,b]$p < 0.05$。

（文献12より）

　図5-10と図5-11は，さらに試験期間を延ばした5週間の試験食飼育を行っ
た際の血漿および皮膚中の結果である。血漿中のアルキル型リン脂質（コリン
型）はアトピー性皮膚炎発症による変化はなかったが，プラスマローゲンは減
少した。アルキル型リン脂質の摂取により，血漿中のアルキル型リン脂質の増

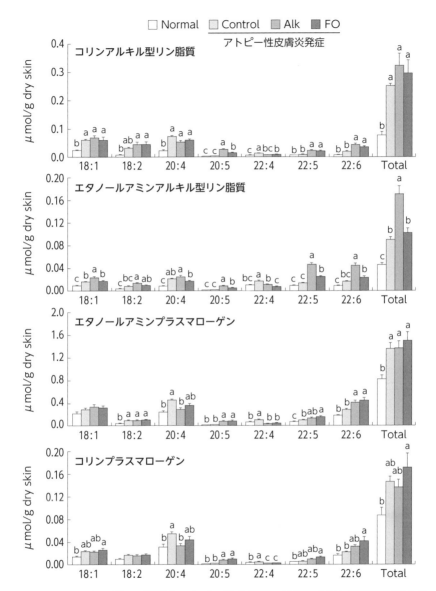

図5-11　アルキル型リン脂質をアトピー性皮膚炎モデルマウスに5週間摂取させたときの皮膚中のエーテル型リン脂質（アルキル型リン脂質とプラスマローゲン）のsn-2位脂肪酸組成

Normal：アトピー未発症（基本食），Control（基本食）：AIN93準拠食（大豆油），Alk：アルキル型リン脂質食，FO：魚油食。Nc/Ngaマウス雄性，8週齢，n = 6－8，[a,b]p＜0.05。上から生体内での生合成の順番に並べた。

(文献12より)

加とプラスマローゲンの増加傾向が認められた。この結果は3週間の試験飼育における結果と同様で，アルキル型リン脂質摂取による体内プラスマローゲンの増加作用の再現性を得た。では，皮膚中のプラスマローゲンの変動はどうなったかというと，図5-11に示すようにアトピー性皮膚炎の発症により，アルキル型リン脂質とプラスマローゲンともにコリン型，エタノールアミン型を問わず総量が増加した。つまり，エーテル型リン脂質の合成系全体が促進されたと考えられる。分子種で比べると，n-6脂肪酸（20：4や22：4）をsn-2位に有する分子種の増加が顕著であった。発症したNC/Ngaマウスにアルキル型リン脂質を摂取させると，アルキル型リン脂質の構成脂肪酸であるDHA（22：6）やEPA（20：5）のほかに，中間代謝物であるドコサペンタエン酸（22：5）などのn-3系脂肪酸を結合した分子種の増加がみられた。皮膚のアルキル型リン脂質画分でこれらの脂肪酸が増加していることは，経口摂取し吸収されたアルキル型リン脂質が皮膚にも取り込まれたことを示している。また，プラスマローゲンではn-3脂肪酸の増加とともに，n-6脂肪酸の減少がみられた。このn-3脂肪酸とn-6脂肪酸の入れ替えによる炎症の弱化や，DHA（22：6）やEPA（20：5）などのn-3脂肪酸から派生するレゾルビンやプロテクチンの抗炎症作用により，炎症が緩和され，肥厚した耳の厚さの減少傾向につながったと考えられる。

　皮膚のバリアを担う皮膚中のセラミド組成も調べた（図5-12）。皮膚中ノンヒドロキシセラミドはアトピー性皮膚炎の発症により増加の傾向（$p = 0.090$）がみられたが，アルキル型リン脂質の摂取はその増加を抑え，アトピー性皮膚炎未発症群の値に近づけた。また，ヒドロキシセラミドの増減はノンヒドロキシセラミドとは逆の動態を示したが，アルキル型リン脂質の摂取により，正常マウスの状態に近い値を示した。さらに，血漿中の各種リン脂質とセラミドの相関を調べたところ，血漿中アルキル型リン脂質およびプラスマローゲンとの間に正の相関を示した（プラスマローゲン：$R = 0.615$, $p = 0.002$, アルキルリン脂質：$R = 0.665$, $p < 0.001$）。このとき，総リン脂質（主にジアシルリン脂質）とは相関はなかった。このことから，アルキル型リン脂質の摂取によるエーテル型

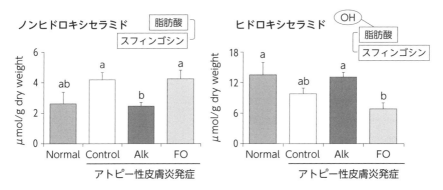

図5-12　アルキル型リン脂質をアトピー性皮膚炎モデルマウスに5週間摂取させたときの皮膚細胞間脂質のセラミド組成（ノンヒドロキシセラミド，ヒドロキシセラミド）

Normal：アトピー性皮膚炎未発症（基本食），Control（基本食）：AIN93準拠食（大豆油），Alk：アルキル型リン脂質食，FO：魚油食。
Nc/Ngaマウス雄性，8週齢，$n = 6 - 8$，$^{a,b}p < 0.05$。

（文献12より）

リン脂質の変化が，アトピー性皮膚炎の発症による皮膚中のセラミド組成の変化を抑制している可能性が考えられた。このセラミド組成の変化を抑制することで，アルキル型リン脂質の摂取は，水分蒸散量の正常化という乾燥肌の緩和をもたらしているのかもしれない。アトピー性皮膚炎に限らず，乾燥肌は皮膚炎の主症状であることから，原因が異なるほかの皮膚炎においてもアルキル型リン脂質の有用性が考えられる。

6．おわりに

　今回紹介した以外にもプラスマローゲンが関与する病態は多々あり，それぞれの疾病マーカーにプラスマローゲンはなりうる。また，食品による体内プラスマローゲンの増加・維持が病態の予防につながる可能性も高く，食品としてのプラスマローゲンまたは体内プラスマローゲン合成を調節する食品の開発も重要であると考える。今後，生体内でのプラスマローゲンのより詳細な機能について，種々の見地からの解明が望まれる。

文　献

1) Vance J. E.: Lipoproteins secreted by cultured rat hepatocytes contain the antioxidant 1-alk-1-enyl-2-acylglycerophosphoethanolamine. Biochim Biophys Acta 1990; 1045; 128-134.

2) Zommara M., Tachibana N., Mitsui K. et al.: Inhibitory effect of ethanolamine plasmalogen on iron- and copper-dependent lipid peroxidation. Free Radic Biol Med 1995; 18; 599-602.

3) Zoeller R. A., Lake A. C., Nagan N. et al.: Plasmalogens as endogenous antioxidants: somatic cell mutants reveal the importance of the vinyl ether. Biochem J 1999; 338; 769-76.

4) Wanders R. J., Waterham H. R.: Peroxisomal disorders: the single peroxisomal enzyme deficiencies. Biochim Biophys Acta 2006; 1763; 1707-1720.

5) Watschinger K., Werner E. R.: Orphan enzymes in ether lipid metabolism. Biochimie 2013; 95; 59-65.

6) Maeba R., Ueta N.: Determination of choline and ethanolamine plasmalogens in human plasma by HPLC using radioactive triiodide (1-) ion $(^{125}I_3^-)$. Anal Biochem 2004; 331; 169-176.

7) Zemski Berry K. A., Murphy R. C.: Electrospray ionization tandem mass spectrometry of glycerophosphoethanolamine plasmalogen phospholipids. J Am Soc Mass Spectrom 2004; 15; 1499-1508.

8) Nishimukai M., Yamashita M., Watanabe Y. et al.: Lymphatic absorption of choline plasmalogen is much higher than that of ethanolamine plasmalogen in rats. Eur J Nutr 2011; 50; 427-36.

9) MacDonald J. I., Sprecher H.: Phospholipid fatty acid remodeling in mammalian cells. Biochim Biophys Acta 1991; 1084; 105-121.

10) Martinez M., Mougan I., Roig M. et al.: Blood polyunsaturated fatty acids in patients with peroxisomal disorders. A multicenter study. Lipids 1994; 29; 273-280.

11) Maeba R., Hara H., Ishikawa H. et al.: Myo-inositol treatment increases serum plasmalogens and decreases small dense LDL, particularly in hyperlipidemic subjects with metabolic syndrome. J Nutr Sci Vitaminol 2008; 54; 196-202.

12) Watanabe N., Suzuki T., Yamazaki Y. et al.: Supplemental feeding of

phospholipid-enriched alkyl phospholipid from krill relieves spontaneous atopic dermatitis and strengthens skin intercellular lipid barriers in NC/Nga mice. Biosci Biotechnol Biochem 2019; 83; 717-727.

13) Brites P., Waterham H. R., Wanders R. J.: Functions and biosynthesis of plasmalogens in health and disease. Biochim Biophys Acta 2004; 1636; 219-231.

14) Goodenowe D. B., Cook L. L., Liu J. et al.: Peripheral ethanolamine plasmalogen deficiency: a logical causative factor in Alzheimer's disease and dementia. J Lipid Res 2007; 48; 2485-2898.

15) Dragonas C., Bertsch T., Sieber C. C. et al.: Plasmalogens as a marker of elevated systemic oxidative stress in Parkinson's disease. Clin Chem Lab Med 2009; 47; 894-897.

16) Saitoh M., Itoh M., Takashima S. et al.: Phosphatidyl ethanolamine with increased polyunsaturated fatty acids in compensation for plasmalogen defect in the Zellweger syndrome brain. Neurosci Lett 2009; 449; 164-167.

17) Lessig J., Fuchs B.: Plasmalogens in biological systems: their role in oxidative processes in biological membranes, their contribution to pathological processes and aging and plasmalogen analysis. Curr Med Chem 2009; 16; 2021-2041.

18) Colas R., Sassolas A., Guichardant M. et al.: LDL from obese patients with the metabolic syndrome show increased lipid peroxidation and activate platelets. Diabetologia 2011; 54; 2931-2940.

19) Stenvinkel P., Diczfalusy U., Lindholm B. et al.: Phospholipid plasmalogen, a surrogate marker of oxidative stress, is associated with increased cardiovascular mortality in patients on renal replacement therapy. Nephrol Dial Transplant 2004; 19; 972-976.

20) Maeba R., Maeda T., Kinoshita M. et al.: Plasmalogens in human serum positively correlate with high- density lipoprotein and decrease with aging. J Atheroscler Thromb 2007; 14; 12-8.

21) Nishimukai M., Maeba R., Yamazaki Y. et al.: Serum choline plasmalogens, particularly those with oleic acid in sn-2, are associated with proatherogenic state. J Lipid Res 2014; 55; 956-965.

22) Nishimukai M., Maeba R., Ikuta A. et al.: Serum choline plasmalogens-those with

oleic acid in sn-2-are biomarkers for coronary artery disease. Clin Chim Acta 2014; 437; 147-154.

23) 西向めぐみ, 原博, 前場良太：プラスマローゲンの吸収特性と血中プラスマローゲンのバイオマーカーとしての有用性. オレオサイエンス 2015；15；53-60.

24) Kwan B. C., Kronenberg F., Beddhu S. et al.: Lipoprotein metabolism and lipid management in chronic kidney disease. J Am Soc Nephrol 2007; 18; 1246-1261.

25) Maeba R., Kojima K. I., Nagura M. et al. : Association of cholesterol efflux capacity with plasmalogen levels of high-density lipoprotein: A cross-sectional study in chronic kidney disease patients. Atherosclerosis 2018; 270; 102-109.

26) Stenvinkel P., Holmberg I., Heimbürger O. et al.: A study of plasmalogen as an index of oxidative stress in patients with chronic renal failure. Evidence of increased oxidative stress in malnourished patients. Nephrol Dial Transplant 1998; 13; 2594-2600.

27) 大浦彦吉, 横澤隆子, 鄭平東ほか：アデニン誘発慢性腎不全モデルラットの作製. 医学のあゆみ 1984；130；729-730.

28) Nagashio, Y., Matsuura Y., Miyamoto J. et al.: Hesperidin inhibits development of atopic dermatitis-like skin lesions in NC/Nga mice by suppressing Th17 activity. J Funct Foods 2013; 5; 1633-1641.

29) Imokawa G., Abe A., Jin K. et al.: Decreased level of ceramides in stratum corneum of atopic dermatitis: an etiologic factor in atopic dry skin? J Invest Dermatol 1991; 96; 523-526.

30) van Smeden J., Janssens M., Gooris G. S. et al.: The important role of stratum corneum lipids for the cutaneous barrier function. Biochim Biophys Acta 2014; 1841; 295-313.

あ と が き

　「脂質」に関する有益な成書は少なくないが，本書のように「リン脂質」という脂質クラスに限定し，先端研究から明らかとなってきた内容を紹介したものはとても意義深いものといえる。本書で紹介したように，リン脂質は単一な化合物ではなく，極性基や骨格構造が異なる複数のサブクラスを含み，さらにそれぞれのサブクラスには，脂肪酸の異なる分子種が存在する。したがって，一口に「リン脂質」といっても，きわめて多様な化合物の集合体を指すことになる。古くからリン脂質分子の多様性は生物学的に重要と認識され，特定の分子種の役割にも興味がもたれているが，十分に解明されているとはいえない。遺伝子に直接コードされていない，いわゆる代謝物であることも，研究の進展を妨げてきた。しかしながら，本書で示されたように，著しく発展してきた精密分析法や分子生物学的手法を駆使した精力的な研究によって，特定のリン脂質サブクラスや分子種の生物学的意義や栄養生理機能など，これまで知られていなかったことが徐々に明らかにされてきている。ご執筆いただいた先生方には，それぞれのご専門における最新の知見について，わかりやすく詳細に解説していただいたことをあらためて感謝したい。本書の編集に携わり，あらためてリン脂質研究に深く興味を抱くとともに，今後の発展が大いに期待されるものと感じた。

　一方で，生体組織や食品中に分布するリン脂質サブクラスや分子種には，それぞれに特徴がみられることを考えると，本書で紹介できた話題はごく一部に過ぎないこともわかる。例えば，リン脂質の生体機能として多くの知見が報告されている脂質メディエーターへの変換と機能，その産生に関わるホスホリパーゼについては，紙面の都合で取り上げることができなかった。また，多様な受容体が解明され，新たな脂質メディエーターとして注目されるリゾリン脂質の機能性についても興味がもたれる。最近の研究では，リン脂質分子の可視化

技術が進んでおり，生体内におけるリン脂質の分布と機能性発現との関連性がよりダイナミックに解明されつつあり，ますますの理解が深まっていくことが予想される。

　機能油脂懇話会では，リン脂質に限らず機能油脂全般を対象として，今後も様々な学術情報を社会に発信すべく活動を行っている。より多くの方にご参加いただき，脂質研究に関する活発な議論の場となることを期待するところである。

　最後に，本書の出版に際し多大なるご支援を賜りました日清オイリオグループ株式会社様に深謝いたします。

2020年9月

責任編集者　細川　雅史

菅原　達也

機能油脂懇話会は，例年10月下旬〜11月上旬に，都内で開催しております。

機能油脂懇話会ホームページ：http://www.kinouyushi.org/

事務局連絡先（日清オイリオグループ社内）：kinouyushi@nisshin-oillio.com

索　　引

140

〔責任編集者〕

細川 雅史 ほそかわ まさし　北海道大学大学院水産科学研究院　教授

菅原 達也 すがわら たつや　京都大学大学院農学研究科　教授

〔執筆者〕（執筆順）

城内 文吾 しろうち ぶんご　長崎県立大学看護栄養学部　准教授

三浦 進司 みうら しんじ　静岡県立大学食品栄養科学部　教授

青木 淳賢 あおき じゅんけん　東京大学大学院薬学系研究科　教授

西向めぐみ にしむかい めぐみ　岩手大学農学部　教授

- -

本書の刊行に当たって，日清オイリオグループ株式会社より
出版助成金をいただきました。厚くお礼申し上げます。

- -

生体における
リン脂質の性状と機能性

2020 年（令和 2 年）10 月 30 日　初 版 発 行

監　修	機能油脂懇話会	
責任 編集者	細 川 雅 史 菅 原 達 也	
発行者	筑 紫 和 男	
発行所	株式 会社 建 帛 社 KENPAKUSHA	

〒 112-0011　東京都文京区千石 4 丁目 2 番 15 号
T E L　（03）3944 - 2611
F A X　（03）3946 - 4377
https://www.kenpakusha.co.jp/

ISBN 978-4-7679-6215-3　C3047　　　　　　　亜細亜印刷／常川製本
Ⓒ細川，菅原ほか，2020.　　　　　　　　　　Printed in Japan
（定価はカバーに表示してあります。）

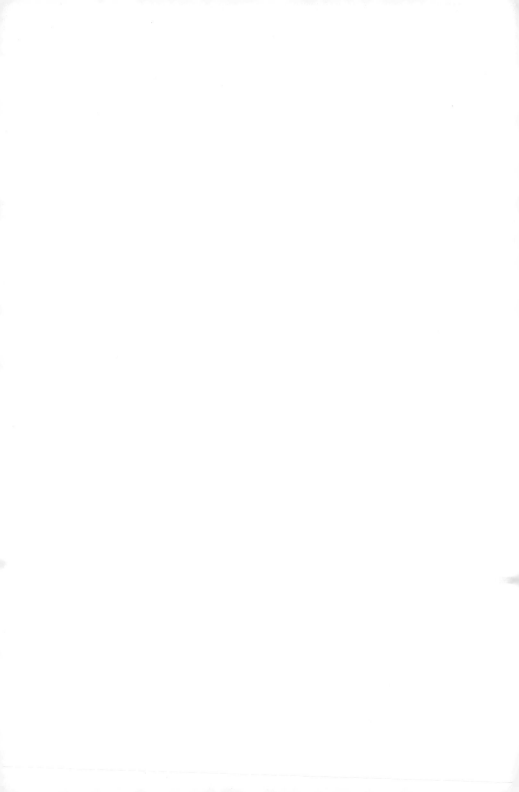